Yòufāgōng 誘發功
Methode der induzierten Bewegung
von Jiāo Guóruì 焦國瑞

SCHRIFTENREIHE DER MEDIZINISCHEN GESELLSCHAFT
FÜR QIGONG YANGSHENG

Methoden des Lehrsystems
Qìgōng Yǎngshēng von Jiāo Guóruì

Yòufāgōng 誘發功
Methode der induzierten Bewegung

Jiāo Guóruì 焦國瑞

Aus dem Chinesischen übersetzt von Stephan Stein

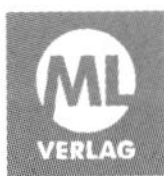

3. Auflage 2017

Druck: Generál Nyomda Kft., H-6727 Szeged

www.ml-buchverlag.de

ISBN: 978-3-947396-15-3

Inhaltsverzeichnis

Vorwort

Seit den 60er Jahren war Prof. Jiāo Guóruì 焦國瑞 bemüht, zu aktuellen Fragen und Problemen bezüglich Qìgōng 氣功, die aus dem Zeitgeschehen heraus als auch durch die vielfältige Beschäftigung mit Praxis und Theorie entstanden, Stellung zu nehmen. Die vorliegende Schrift ist ein Beitrag zur Diskussion über die Methode des *zìfāgōng* 自發功 (Methode der Spontanbewegung) bzw. *yòufāgōng* 誘發功 (Methode der induzierten Bewegung). Dieses Thema war besonders in den frühen 80er Jahren hochaktuell durch eine rasch wachsende Zahl von Übenden, die sich speziell dieser Methode widmeten. Eine nahezu unübersehbare Flut von Publikationen ließ die Tendenz erkennen, das Spontane in dieser Methode als wesentlichstes Merkmal herauszustellen. Daraus resultierten eine Reihe von Problemen und Missverständnissen, die sich auch im praktischen Üben und in den Wirkungen des Übens zeigten.

Zur Zeit des „Qìgōng-Fiebers“, im Jahre 1983 verfasst, stellt die Schrift einen Beitrag zur Diskussion über wichtige Begriffe, die ihre theoretische Relevanz im Verständnis der Übungsmethode des *zìfāgōng* als auch ihre praktische Bedeutsamkeit in der Ausführung der Übungen haben. Diese Schrift kann als Zeitdokument verstanden werden, das aufgrund aktueller Probleme der Qìgōng-Praxis entstanden und von großer Eindringlichkeit in der Aussage ist.

Deutlich kommt der Praxisbezug zutage, werden doch Erläuterungen, die das Verständnis für Qìgōng-Phänomene fördern sollen (und Qìgōng-Übende auf einen sicheren, für sie nicht schädlichen oder gefährlichen Übungsweg leiten sollen), mit vielen Beispielen und leicht verständlichen Vergleichen gegeben. Hier zeigt sich neben dem forschenden Geist, der zur Erhellung von Phänomenen beizutragen sich verpflichtet fühlt, vor allem auch der verantwortungsvolle Lehrer, der seine Studenten und Patienten dazu befähigen möchte selbstbestimmt, aktiv, mit eigenem Verständnis, die Kunst der Pflege der Lebenskraft zu praktizieren. Die Sorge um die vielen Praktizierenden und Patienten ließ den Text sehr eindringlich werden, im Sinne einer Streitschrift, die zum Nachdenken und Forschen anregen soll.

Die große Relevanz der diskutierten Übungsmethode für die klinische Praxis hat sich Prof. Jiāo Guóruì in jahrzehntelanger Arbeit mit seinen Patienten, bei der die Methode des *yòufāgōng* einen Schwerpunkt bildete, immer wieder bestätigt. *Yòufāgōng* hat somit eine Schlüsselstellung im Gesamtsystem des Qìgōng Yǎngshēng 氣功養生 inne. Obwohl die Erfahrungen europäischer Übender bezüglich der Methode des *yòufāgōng* noch gering sind, da diese Übungsmethode von Prof. Jiāo Guóruì hier erst seit zwei Jahren in breiterem Umfang gelehrt wird, bestätigt sich auch hier die große Bedeutung des *yòufāgōng*. Sie erklärt sich gleichermaßen aus der gesundheitsfördernden und therapeutischen Relevanz wie aus der Schlüsselrolle dieser Methode auf dem Weg zu einem tieferem Verständnis der Lebensprozesse.

Bonn, Januar 1995 Gisela Hildenbrand

Vorwort des Autors

Die vorliegende Arbeit stellt das *yòufāgōng* 誘發功 (Methode der induzierten Bewegung) vor, den Begriff, seinen Bedeutungsinhalt und seine Interpretationen. Sie erörtert unter acht Fragestellungen die Konzepte *zìfāgōng* 自發功, *zìfā wǔshù* 自發武術 und *zìfā wǔqínxì* 自發五禽戲.[1] Es wird die Auffassung vertreten, dass es sich hierbei um eine besondere Form der Bewegung handelt, die sich beim Menschen in einem besonderen Zustand zeigt. Der Ursprung dieser Methode reicht weit zurück, sie besitzt eine lange, kontinuierliche Überlieferungstradition und hat sich im Laufe der Geschichte ständig weiterentwickelt, ist also keineswegs ein Produkt der Gegenwart. Unter Qìgōng 氣功-Meistern herrschen unterschiedliche Auffassungen bezüglich des *yòufāgōng*. Der Autor selbst ist der Ansicht, dass sie, richtig angewendet, positive Wirkungen bei der Behandlung von Krankheiten und der Erhaltung der Gesundheit zeitigen kann, bei unangemessener Anwendung jedoch zu negativen Auswirkungen führt. Aus diesem Grunde erscheint es als angeraten, bei ihrer Verbreitung achtsam vorzugehen. In der Arbeit werden Fakten angeführt, die belegen sollen, dass das *zìfāgōng* keineswegs eine Spontanmethode ist und auch nicht zu einer spontanen Beherrschung der Kampfkünste und des Spiels der 5 Tiere führt. Ausgehend vom Prozess der Bewusstseinsbildung wird die Ansicht vertreten, dass das Bewusstsein des Praktizierenden während des *zìfāgōng* eine steuernde Funktion übernimmt; des weiteren werden bezüglich dieser Übungsmethode die Konzepte *qìgōng yòufā* 氣功誘發, *shùnshì* 順勢 und *suíkòng yùndòng* 隨控運動 dargelegt und erläutert.[2] Nach Meinung des Autors vermag der Begriff *zìfāgōng* es nicht, die Realität dieser Methode widerzuspiegeln. Es wird betont, dass dieser Begriff und die damit verbundene Auffassung, dass beim *zìfāgōng* eine „Kontrolle durch das Bewusstsein nicht gegeben ist", nicht nur zu einem Extrem in der konkreten Übungspraxis führt, und so negative Folgen hervorrufen kann, sondern darüber hinaus auch bezüglich der Theorie eine einseitige, mystifizierende und agnostische Betrachtungsweise zur Folge hat. Die Theorie des *zìfāgōng*, *zìfā wǔshù* und *zìfā wǔqínxì* basiert nicht auf der Widerspiegelungstheorie. Die Arbeit zeigt auf, dass der Begriff *zìfāgōng*

1 Der Begriff *zìfā* wird hier mit spontan übersetzt, d. h. bei den erwähnten Methoden handelt es sich um die „Methode der Spontanbewegung", die „Spontane Kampfkunst" und das „Spontane Spiel der 5 Tiere". (Anm.d.Übers.)

2 Siehe hierzu Kapitel 7.

nicht nur die Frage berührt, wie man zu einem Verständnis der grundlegenden Gesetzmäßigkeiten eines „bereits vorhandenen Wissens“ über die Aktivitäten des menschlichen Lebens gelangt, sondern auch die, wie ein noch nicht vorhandenes Wissen hierüber, sowie grundlegende philosophische Prinzipien (so z.B. die Beziehungen zwischen Wesen und Erscheinung, Materie und Geist, Ursache und Wirkung, Zufall und Notwendigkeit, Denken und Sein, Bewusstsein und Handeln, Psyche und Physis) zu erforschen sind.

Der Autor vertritt die Ansicht, dass der Unterschied zwischen *yòufā* 誘發 und *zìfā* 自發 nicht lediglich ein begrifflicher ist, sondern, und dies ist von großer Wichtigkeit, das Problem der Korrektheit und Fehlerhaftigkeit des Konzeptes selbst betrifft. Ein falsches Konzept führt notwendigerweise zu Fehlern sowohl in der konkreten Übungspraxis als auch in der Theorie; darüber hinaus vertiefen fehlerhafte Erläuterungen der Theorie die Fehlerhaftigkeit des Übens. Die gegenwärtig in Erscheinung tretenden Fehlentwicklungen, die es ja eigentlich zu vermeiden gälte, verdanken ihre Entstehung eben gerade der Unangemessenheit der Begriffe und Konzepte. Aus diesem Grunde erscheinen weitere Erörterungen des Problemes als durchaus von einigem Wert. Am Schluss der Arbeit wird betont, dass die Überlieferung und Verbreitung des Qìgōng von den entsprechenden philosophischen Prinzipien angeleitet sein muss. Es gilt, das Qìgōng in neuer Form auch auf eine neue Ebene zu erheben, so dass es zu einer Methode der Behandlung von Krankheiten und der Gesunderhaltung wird, in der sich die spezifischen Eigenschaften der chinesischen Kultur wiederfinden, die den Menschen Freude macht und so einen noch größeren Beitrag für ihre Gesundheit zu leisten vermag.

Běijīng 北京, Januar 1983 Jiāo Guóruì 焦國瑞

Einführung

Das *yòufāgōng* 誘發功 stellt eine spezielle Methode innerhalb des Qìgōng 氣功 dar, ist aber auch eine Übungsform, die sich in zahlreichen unterschiedlichen Methoden wiederfindet. Die in dieser Arbeit vorgeschlagene vollständige Bezeichnung des *yòufāgōng* lautet *qìgōng yòufā shùnshì suíkòng yùndòng* 氣功誘發順勢隨控運動. Darüber hinaus finden auch Bezeichnungen wie „Ruhe-Bewegungs-Übung" (*jìngdònggōng* 靜動功), „Äußere-Bewegungs-Übung" (*wàidònggōng* 外動功), „Übung der hervorgerufenen Bewegung" (*yǐndònggōng* 引動功), „Übung der sich (äußerlich) manifestierenden Bewegung" (*xiǎndònggōng* 顯動功) und „Übung der spontanen Bewegung" (*zìfāgōng* 自發功) Anwendung.

In China selbst existiert eine ausgedehnte Überlieferungstradition dieser Methode; darüber hinaus ist sie Gegenstand sowohl im Inland als auch im Ausland erschienener Publikationen. Als Beispiele wären zu nennen die Arbeit von Jiǎng Wéiqiáo 蔣維喬 mit dem Titel „Die chinesische Methode der Atmung und Ruhe zur Nährung der Lebenskraft" (*Zhōngguó de hūxī xí jìng yǎngshēngfǎ* 中國的呼吸習靜養生法, Shànghǎi 上海 1956) und Hú Yàozhēns 胡耀貞 1959 in Peking veröffentlichtes Buch *Qìgōng* 氣功. Die seit 1980 mancherorts Verbreitung findenden Formen des *zìfāgōng*, des *zìfā wǔshù* 自發武術 und *zìfā wǔqínxì* 自發五禽戲 gehören ihrem Wesen nach zu dieser Kategorie von Methoden. Die korrekte Anwendung dieser sich in der Praxis durch einige Besonderheiten auszeichnenden Methode führt sowohl bei der Therapie von Erkrankungen als auch bei der Gesunderhaltung zu positiven Resultaten. Entsprechend häufig kommt es allerdings bei falscher Darstellung, fehlerhafter Anweisung und unsachgemäßer Anwendung zu Negativwirkungen, so dass es geraten scheint, bei ihrer Verbreitung in einem größeren Rahmen Vorsicht walten zu lassen.

Die Unterscheidung zwischen *yòufā* 誘發 und *zìfā* 自發 ist nicht lediglich eine begriffliche, bestehen doch wesensmäßige Differenzen sowohl in Bezug auf die Methodik als auch in Bezug auf die Theorie. So sind die Vertreter der „Spontanmethode" der Ansicht, dass es sich um eine rein spontane, d.h. keiner subjektiven Kontrolle durch das Bewusstsein unterliegende Methode handelt, während die Befürworter des *yòufāgōng* die Auffassung vertreten, dass in der Übungspraxis das Bewusstsein Bewegung herbeiführt und Kontrolle ausübt. Einige Autoren sind zudem der Meinung, dass das Üben des *zìfāgōng* zu einer gleichsam spontanen Beherrschung der Kampfkunst und auch des Spiels der 5 Tiere führen könne. So heißt es z. B.: „Es sind nicht wenige, die entweder selbst Qìgōng praktizieren oder einmal beim Üben zugeschaut haben, die sich der Bewunderung für die verblüffenden Effekte des Qìgōng nicht enthalten können. Die vielfältigen Haltungen beim Üben des *zìfāgōng*, die sich der Kontrolle des Übenden entziehenden Bewegungen, die geheimnisvollen Wirkungen in Bezug auf die Gesunderhaltung und Verhütung von Krankheiten – all dies gibt einem das Gefühl, es mit etwas höchst Geheimnisvollem zu tun zu haben".[1] Solche Äußerungen sind dazu angetan, bei vielen Menschen das Gefühl des Mysteriösen bezüglich einiger bei dieser Übungsform auftretender Phänomene (besonders des *zìfāgōng*) zu verstärken.

Hier stellt sich die Frage, welche Betrachtungsweise gegenüber diesen Problemen einzunehmen ist. Die Absicht der vorliegenden Arbeit ist es, dabei auf eben diese Probleme Bezug nehmend, eine einführende Erörterung über Ursachen und Wirkungen dieser Übungsform, über ihren Wert in der Anwendung, über Methodik, Gesetzmäßigkeiten der Bewegung, Theorie und Begrifflichkeit zu geben. Es würde den Autor mit Freude erfüllen, wenn er damit der Erforschung und Anwendung des *yòufāgōng* dienlich sein könnte.

1 „Dakai Qigong de xuanmiao zhi men" (Öffnen wir die geheimnisvolle Tür des Qigong), in: *Tiyu bao* (Sport-Zeitung) vom 12.1.1983.

KAPITEL 1

Die im spezifischen Zustand auftretenden besonderen Bewegungen des menschlichen Körpers[1]

Die Bewegungen und Aktivitäten, die der Mensch im „Alltagszustand" (Normalzustand) ausführt, wie z.B. Rennen, Gymnastik, Boxen usw., vollziehen sich nach spezifischen Mustern im Sinne von festgelegten Haltungen und Bewegungsabläufen. In besonderen (ungewöhnlichen) Zuständen allerdings können sich beim Menschen auch besondere Formen der Bewegung oder des Verhaltens manifestieren, die sich im Allgemeinen einem leichten Verständnis entziehen und so häufig von einem übertrieben unkritischen, ja mystifizierenden Standpunkt aus dargestellt werden. Im Folgenden seien hierzu einige konkrete Beispiele angeführt:

1. Besondere Formen des Verhaltens können sich in unterschiedlichen pathologischen Zuständen zeigen. Als ein solcher lässt sich der sog. „Veitstanz" bezeichnen, bei dem ein unkontrolliertes Mienenspiel und unwillkürliche, tanzähnliche Bewegungen der Gliedmaßen zu beobachten sind. In den 50er Jahren wurde bereits versucht, das Phänomen der „Spontanbewegung" (um diesen Begriff vorläufig beizubehalten) unter dem Aspekt des Veitstanzes zu erklären.[2] Eine andere Form dieses besonderen Verhaltens zeigt sich bei Menschen, die an Geisteskrankheiten leiden und während eines Anfalls große Kräfte entwickeln können, über die sie im Normalzustand nicht verfügen und allgemein auch von Gesunden kaum

1 Die Überschrift dieses Kapitels lautete in der ersten, im Januar 1983 erschienenen Fassung dieses Buches „Die im außergewöhnlichen Zustand auftretenden außergewöhnlichen Bewegungen des menschlichen Körpers". Der Begriff *fēicháng tài* 非常態 bezeichnet hier einen nicht gewöhnlichen, d. h. einen besonderen, und nicht etwa einen anormalen Zustand! Um dies zu verdeutlichen, wurden sowohl in der Überschrift als auch im Text die Begriffe „außergewöhnlicher Zustand" (*fēicháng zhuàngtài* 非常狀態) und „außergewöhnliche Bewegung" (*fēicháng yùndòng* 非常運動) durch „besonderer Zustand" und „besondere (Form) der Bewegung" ersetzt.

2 Bereits damals fand diese Erklärung nicht meine Zustimmung, siehe Jiao Guorui, „Erste Erfahrungen über das Studium des Qigong als Therapiemethode", in „*Sammlung wissenschaftlicher Aufsätze der Akademie für TCM*", Peking: Renmin weisheng chuban she (Volkshygiene-Verlag), 1959, S. 269-278.

aufgebracht werden können. So gehört es zu den von Psychiatern häufig beobachteten Phänomenen, dass Patienten aus Segeltuch gefertigte Kleidung zerreißen, mit Leichtigkeit Stühle zerschlagen oder harte Gegenstände mit den Zähnen zerbeißen. Diese Kräfte werden gemeinhin als „Kräfte des Wahnsinns" (*fēngjìn* 瘋勁) bezeichnet. Nach Abklingen des Anfalls sind die Patienten erschöpft, sie liegen schwach und kraftlos in ihren Betten, ohne nun über jene Kräfte zu verfügen. Früher wurden diese Krankheiten als durch den Angriff von Geistern und Dämonen hervorgerufene Besessenheit gedeutet. Diese galt es mit Hilfe von geschriebenen und rezitierten Zauberformeln und Bannsprüchen zu exorzieren. In dem Werk „Rezepte, die tausend Goldstücke wert sind" (*Qiānjīn fāng* 千金方) des Táng 唐-zeitlichen Heilkundigen Sūn Sīmiǎo 孫思邈 (581-682?) findet sich ein Eintrag über die als „Nadelung der dreizehn Dämonenpforten" (*guǐmén shísān zhēn* 鬼門十三針) bezeichnete Heilmethode für derartige Erkrankungen.[3] Wir sind allerdings der Ansicht, dass es sich dabei nicht um eine Form der Besessenheit handelt, sondern vielmehr, dass jene ungewöhnlichen, während eines akuten Ausbruches der Geisteskrankheit zutage tretenden Kräfte solche sind, die dem menschlichen Körper ursprünglich eigen sind. Freilich bleiben sie im Normalzustand verborgen und brechen erst im pathologischen Zustand hervor. Genau dieses Phänomen wird den Schwerpunkt unserer Untersuchung bilden. Mit Hilfe einer speziellen Übungsmethode soll die Mobilisierung eben dieser latenten Kräfte erreicht werden, um sie für die Heilung von Krankheiten, die Kräftigung und Gesunderhaltung des Körpers nutzbar zu machen.

2. In Erscheinung treten ungewöhnliche Kräfte auch im Zusammenhang mit Beschwörungen und Praktiken, in denen ein Medium eine Rolle spielt. Für Angehörige der älteren Generation ab Vierzig stellen diese nichts Ungewöhnliches dar; besonders in ländlichen Gegenden sind derartige Aktivitäten mancherorts auch heute noch häufig zu beobachten und so keineswegs ausgestorben. Es handelt sich dabei um okkulte Praktiken, die von Schamanen und Medien unter dem Deckmantel des *zìfāgōng* 自發功 betrieben werden. Nachdem die frommen Gläubigen vor ihnen Räucherwerk abgebrannt und Verbeugungen gemacht haben, rezitieren sie Sprüche und Formeln, mit denen Geister und Unsterbliche (z.B. der Fuchs- oder

3 Es werden an dreizehn Akupunkturpunkten Nadeln gesetzt. Diese Methode ist zwar effektiv, doch handelt es sich bei den entsprechenden Punkten wohl kaum um „Dämonenpforten".

Schlangengeist) beschworen werden sollen, in den Körper des Mediums zu fahren. Der Autor selbst war in seiner Jugend Zeuge, wie eine über 50 Jahre alte Frau, ein in der Gegend als „Großer Tanzgeist" bezeichnetes Medium, nachdem ein „Geist in sie gefahren war" es vermochte, mit beiden Händen ein wenigstens zwanzig bis dreißig Pfund schweres Häckselmesser mit großer Geschwindigkeit zu schwingen; nach der „Besessenheit" verfügte sie dann nicht mehr über solcherart große Kräfte. Die Frage stellt sich nun, woher diese kommen (darüber wird weiter unten zu sprechen sein), bzw. die, ob es sich dabei um Geisterkräfte handelt, die sich im Zustand des Besessenseins manifestieren. Die Anhänger dieses Geisterglaubens werden das natürlich bejahen und voll der Bewunderung für ein solches, als geheimnisvoll erachtetes Phänomen sein. Wir stimmen dieser Ansicht allerdings nicht zu. Die hier behandelte Art von Kraft ist eine dem Körper ursprünglich eigene. Im Falle der Schamanen und Medien nun verhält es sich so, dass sie erst nach Eintritt in einen besonderen Zustand über derartige Kräfte verfügen. Tatsächlich handelt es sich dabei schlichtweg um eine Form des *zìfāgōng*, die bei Praktiken dieser Art angewendet wird.[4]

3. Auch durch eine Notlage können ungewöhnliche Kräfte mobilisiert werden. Große Bekanntheit hat die Geschichte des Generals Lǐ Guǎng 李廣 (Hàn 漢-Zeit) erlangt, der auf einen „Stein-Tiger" schoss.[5] Auch im alltäglichen Leben ist das Phänomen, dass sich in besonderen Situationen auch besondere Kräfte und Bewegungen zeigen, durchaus nicht selten. So ließe sich als ein Beispiel anführen, dass Soldaten während eines Angriffes Hindernisse zu überwinden vermögen, die für sie normalerweise unüberwindlich sind, darüber hinaus auch eine körperliche und geistige Ausdauer während der Kampfhandlungen aufbringen, über die sie unter gewöhnlichen Umständen nicht verfügen. Im Ausland gibt es ebenfalls diesbezügliche Berichte. So beschreibt der sowjetische Psychologe Sopolinov (?) in seinem Werk „Psyche, Schlaf, Gesundheit" einen Fall, in dem Menschen im Zustand emotionaler Erregung Dinge vollbrachten, zu denen sie im Normalzustand

4 Hier gilt es natürlich, Richtiges und Falsches voneinander zu trennen.

5 Die „Aufzeichnungen der Historiographen" (*Shǐjì* 史記, Kap. 109) berichten, dass Lǐ Guǎng einmal während der Jagd auf einen im Gras verborgenen Felsen schoss, den er irrtümlich für einen Tiger gehalten hatte. Die Kraft des Schusses war so gewaltig, dass die gesamte Spitze des Pfeils in den Felsen eindrang. Nachdem er seinen Irrtum entdeckt hatte, schoss er erneut, doch diesmal prallte der Pfeil vom Felsen ab. (Anm. d. Ü.)

nicht fähig gewesen wären.[6] Woher nun kommen solche Kräfte? Handelt es sich dabei um Geisterkräfte? Gewiss nicht! Es sind dies, um es noch einmal zu wiederholen, dem Körper eigene, sich erst in einem besonderen Zustand manifestierende Kräfte, wobei diese natürlich auch nicht unbegrenzt sind.
Im Überlieferungsgut des chinesischen Qìgōng 氣功 finden sich zahlreiche Methoden, die darauf abzielen, diese Art von latenten Kräften zu mobilisieren. Die besonderen Wirkungen dieser Methoden zeigen sich u.a. bei der Heilung von Krankheiten, der Gesunderhaltung und Stärkung des Körpers, der Vorbeugung vorzeitigen Alterns, der Lebensverlängerung, dem Training spezieller Fähigkeiten, der Verbesserung der Konstitution bei Sportlern, der schnellen Überwindung von Müdigkeit und der raschen Speicherung von Energie. Diesem wichtigen Aspekt der Anwendungsmöglichkeiten sollte innerhalb der wissenschaftlichen Forschung großer Wert beigemessen werden.

4. Das Training spezieller Fertigkeiten und Funktionen bildet einen weiteren Bereich, in dem das Phänomen der besonderen Kräfte und Bewegungen eine Rolle spielt. Die Methoden der „Spontanbewegungen", der „Spontanen Kampfkünste" und des „Spontanen Spiels der Fünf Tiere" stellen ja genau solch eine Form des Trainings dar, eine Form der Bewegung, während der sich der Körper in einem besonderen Zustand (nämlich im Qìgōng-Übungszustand) befindet. Ohne die Voraussetzung des Eintritts in diesen spezifischen Zustand zeigen sich die einer bestimmten Methode eigenen Phänomene freilich nicht. Die Methode des *zìfāgōng* erfordert spezifische Bedingungen; sind diese nicht gegeben, können „Spontanbewegungen" des Körpers oder auch das sogenannte „Spontane Spiel der Fünf Tiere" nicht zum Ausdruck gebracht werden. (Hierüber wird in den entsprechenden Kapiteln ausführlicher zu sprechen sein.)

Um das oben Gesagte zusammenzufassen: Der Autor ist der Ansicht, dass es sich bei den in besonderen Zuständen auftretenden besonderen Bewegungen oder Kräften, wie sie anhand einiger Beispiele beschrieben wurden, nicht um die Kräfte von Geistern handelt, und ebenfalls nicht um spontane Bewegungen, sondern dass diese Kräfte dem Körper ursprünglich

6 Während der Verteidigungsschlacht um Sewastopol war es einigen Soldaten gelungen, ein schweres Geschütz auf einen Berggipfel zu schieben. Nach dem Krieg gelang es selbst einer großen Zahl von Menschen nicht, es fortzurücken. Siehe N.I. Sopolinov (?), *Psyche, Schlaf, Gesundheit*, (chin. Übers.) Peking: Volkssport-Verlag, 1980, S. 7.

eigen, d. h. latent vorhanden sind und im besonderen Zustand auf spezifische Weise mobilisiert und zum Ausdruck gebracht werden. Entsprechende Methoden waren bereits im Altertum bekannt, d. h. sie sind keineswegs erst in der Gegenwart entwickelt worden. Das Wissen um diese Methoden wurde ununterbrochen tradiert, und so haben sie im Laufe der Geschichte eine fortwährende Weiterentwicklung erfahren, durch die es den Menschen gelungen ist, sich von den Fesseln des Geisterglaubens und des Mystizismus zu befreien.

Da die überlieferungsgeschichtlichen Aspekte dieses Themas nicht zum Forschungsgebiet des Autors gehören, seine Kenntnisse hierüber somit begrenzt sind, kann eine ausführlichere historische Darstellung hier nicht gegeben werden.

Kapitel 2

Yòufāgōng 誘發功 – Ursprung und Entwicklung der *yòufā* 誘發-Bewegungen des Körpers

Aus dem vorher Gesagten lässt sich ersehen, dass *yòufāgōng* 誘發功 – „das Phänomen des Ausdrucks latenter Bewegungen des Körpers" (die sogenannte „Methode der Spontanbewegungen") – bereits vor langer Zeit entdeckt wurde und auch in zahlreichen Bereichen Anwendung gefunden hat. In dem Táng 唐-zeitlichen Tanzdrama „Phantasiestücke aus Qiūcí 龜茲" des in Kucha lebenden Volkes (der Tocharer) findet sich in dem Lied „Blumenregen auf der Seidenstraße" folgender Passus: „Das Stampfen mit den Füßen, das Schnippen mit den Fingern, plötzlich beginnt es und ebenso plötzlich hört es auf. Die Empfindungen entstehen im Innern, so dass sich ihnen nicht Einhalt gebieten lässt."[1] Bei diesen die Melodien der „Phantasiestücke aus Qiūcí" begleitenden Tänzen entstanden die Empfindungen der Tanzenden im

1 Qiūcí (Kucha), im Altertum die Bezeichnung eines heute im gleichnamigen Kreis der Provinz Xīnjiāng 新疆 gelegenen Staates im Westen Chinas; im 3.Jh., zur Zeit der Drei Reiche, gehörte das Gebiet zu Wèi 魏. Die Einwohner Kuchas waren Bauern und Hirten, widmeten sich der Eisenerzeugung und -verarbeitung und der Herstellung von Wein; sie kannten eine Schrift und beherrschten besonders die Musik und den Tanz. Zwischen 1990 und 1992 fanden Archäologen an den Ufern des Kizil-Stausees über 150 Gräber und mehr als 1000 Kulturgegenstände. Die Grababdeckung besteht aus einer runden, hügelartigen Erdaufschüttung, die Grabkammern selbst sind als vertikale Höhlen angelegt, die 0,8-1,5 m unter der Erdoberfläche liegen. Die Toten wurden ohne Sarg in Hockstellung und mit Ausrichtung des Kopfes nach Westen begraben. Unter den Grabbeigaben aus Keramik, Bronze, Stein und Knochen erregten vor allem die fein gearbeiteten farbigen Keramikgefäße die Aufmerksamkeit der Fachleute. Die Grabfunde lassen sich in die Westliche Zhōu 周-Dynastie und die Zeit der Streitenden Reiche (8.-3. Jh.v.u.Z.) datieren, so dass die Geschichte Kuchas nun 1000 Jahre früher einsetzt. Während der Dynastien Hàn 漢 und Táng 唐 war Kucha ein wichtiges, an der Nordroute der „Seidenstraße" gelegenes Zentrum des Buddhismus und Bindeglied in der Ausbreitung des Mahayana. Seit 1980 befassen sich Wissenschaftler in Peking und Xīnjiāng unter der Fachbezeichnung „Kucha-Forschung" mit der Erforschung von Geschichte, Sprache und Kunst dieser Region. Die in Kucha erhaltenen Klosterhöhlen bilden den ältesten und am weitesten westlich gelegenen Komplex der vier großen Höhlenanlagen Chinas; neben den Höhlen von Kizil und Kumtura sind dies die Mògāo 莫高-Grotten bei Dūnhuáng 敦煌, Lóngmén 龍門 und Yúngāng 雲崗. Repräsentatives und eindrucksvolles Beispiel der kuchäischen Kunst sind die weltweit Aufsehen erregenden Wandmalereien, deren auf verschiedenen Ursachen beruhenden Zerstörung seit 1989 u. a. durch Kopierarbeiten begegnet wird.

Innern (d. h. im Herz-Geist, *xīn* 心); so konnten sie die ganze Nacht hindurch tanzen und tatsächlich den Zustand erreichen, dass „sich ihnen nicht Einhalt gebieten lässt".

Bereits zur Zeit des legendären Herrschers Yáo 堯[2] wurden Krankheiten mittels des Tanzes geheilt, worüber das Werk „Frühling und Herbst des Lǚ Bùwéi 呂不韋" (*Lǚshì chūnqiū* 呂氏春秋, komp. im 3.Jh.v.u.Z.) berichtet.[3] Die Frage, ob dies mit der „Methode der Spontanbewegungen" in Beziehung gebracht werden kann, bedarf allerdings zu ihrer Klärung noch weiterer Forschungen.

Diese Art der Bewegung entwickelt sich von innen nach außen. Was äußerlich in Erscheinung tritt, wird „äußere Bewegung" (*wàidòng* 外動), was latent im Innern verbleibt, „innere Bewegung" (*nèidòng* 內動) genannt. In dieser Art von Bewegung zeigt sich die Tendenz vom Latenten zum Sichtbaren, vom Angedeuteten zum Offensichtlichen, vom Kleinen zum Großen, von Ruhe zur Bewegung, vom Inneren zum Äußeren. Von diesen Bedeutungen aus betrachtet lässt sich folgende Stelle in dem Kompendium „Rezepte, die tausend Goldstücke wert sind" von Sūn Sīmiǎo 孫思邈 (581-682?) als erstes Quellenzeugnis für die Auffassung betrachten, dass die sogenannten „Spontanbewegungen" im Inneren des Körpers aufkeimende Bewegungen sind. Bei ihm heißt es dazu:

„Bei der täglichen Übung wendet man das Gesicht nach Süden, streckt beide Hände auf die Knie und drückt und presst langsam die Glieder und Gelenke. Das verunreinigte Qì 氣 wird durch den Mund ausgestoßen und das reine Qì durch die Nase eingezogen. Nachdem dies längere Zeit praktiziert wurde, werden mit den Händen tragende Bewegungen nach links, rechts, oben, unten, hinten und vorne ausgeführt. Die Augen schließen, den Mund öffnen, mit den Zähnen klappern und die Augen reiben, den Kopf senken und an den Ohren ziehen, die Haare aufrollen, die Hüften entspannen und dann husten; daraufhin entfaltet sich ein Schwingen und Vibrieren. Beide Hände dreht man auf den

2 Nach der traditionellen Chronologie 2333-2234 v.u.Z. In den chinesischen Quellen wird er auch Táo Táng 陶唐 bzw. Táng Yáo 唐堯 genannt. (Anm. d. Ü.)

3 Dort heißt es im 5. Kapitel des 5. Buches: „Im Anfang des Herrschers Tau Tang staute sich die dunkle Kraft in hohem Grade und sammelte sich in der Tiefe. Der Lauf des Lichtes wurde gehemmt, so dass es sich nicht mehr der Ordnung nach auswirken konnte. Die Stimmung des Volkes wurde trübe und träge. Die Sehnen und Knochen entspannten sich und gehorchten nicht mehr. Da erfand er den Tanz, um die Leute wieder zur Bewegung anzuleiten." Zit. in der Übersetzung von R. Wilhelm, *Frühling und Herbst des Lü Bu We*, Düsseldorf, Köln: Diederichs, 1979, S. 63. (Anm. d. Ü.)

Rücken und streckt dann die Füße mit einer schüttelnden Bewegung nach oben, etwa achtzig bis neunzig Mal. Anschließend legt man sich nieder und beruhigt allmählich den Geist durch Anwendung der chán 禪-buddhistischen Methode der Meditation.[4] Die Augen schließen und die Gedanken sammeln; man stellt sich in Gedanken vor, im Himmel das Ursprungs-Qì der Großen Harmonie (*tàihé yuánqì* 太和元氣) zu erblicken, das violetten Wolken gleicht, die einen Baldachin bilden. Die fünf Farben sind klar voneinander zu unterscheiden, sie scheinen sich in die Haare und dann langsam in den Kopf hineinzusenken; wie die anfängliche Klarheit nach dem Regen, oder wie Wolken, die in das Gebirge hineinziehen, so dringen sie durch die Haut bis ins Fleisch, bis in Knochen und Hirn, um sich dann allmählich in den Bauch zu senken; gleich dem ins Erdreich einsickernden Wasser werden Gliedmaßen und die 5 *zàng* 臟-Funktionskreise[5] davon befeuchtet, und schließlich wird ein gurgelndes Geräusch im Bauch wahrnehmbar. Die Vorstellung ist konzentriert, die Gedanken sind gesammelt und von der Außenwelt losgelöst; in diesem Moment wird man fühlen, wie das Ursprungs-Qì den *qìhăi* 氣海 und nach einer Weile den *yŏngquán* 湧泉 erreicht, wie der Körper zu vibrieren beginnt und die Füße sich derart nach oben krümmen, dass auch das Bett sich hin und her bewegend Geräusche macht. Dies bezeichnet man als einen Zyklus."[6]

Aus dieser Schilderung wird deutlich, dass es sich dabei bereits um eine zunächst „innere Bewegung" handelt, die sich zu einer „äußeren Bewegung" entwickelt hat (das geräuschvoll sich hin und her bewegende Bett). Später fanden solche Methoden in bestimmten Bereichen auch Verbreitung im Volk; so wurden sie zur ärztlichen Behandlung und Gesundheitspflege, zur Steigerung der Kräfte und zur Stärkung des Körpers verwendet; gleichermaßen fanden sie Anwendung innerhalb der Kampfkünste, beim Training besonderer Fertigkeiten und auch im Zusammenhang mit okkulten Praktiken. Das bisher Gesagte hat wohl deutlich gemacht, dass der Ursprung dieser Methode weit zurückreicht.

---

4 Chán 禪: chinesische Wiedergabe des Sanskritwortes Dhyana (jap. Zen). (Anm. d. Ü.)

5 Leber *gān* 肝, Herz *xīn* 心, Milz *pí* 脾, Lunge *fèi* 肺, Niere *shèn* 腎. (Anm. d. Ü.)

6 Sūn Sīmiăo 孫思邈: *Qiānjīn fāng* 千金方 (*Rezepte, die tausend Goldstücke wert sind*), Kap. 27, Abschnitt 5: „Methoden zur Regulierung des Qì".

Aus Japan stammt eine als *„língzǐ shù* 靈子術“ (Methode der spirituellen Kraft, auch *„tàilíng dào* 太靈道, Weg der höchsten spirituellen Kraft“) bezeichnete Übungsmethode, über deren Entstehung es den folgenden Bericht gibt:

„Als Kind war mir in gewissem Maße die Fähigkeit eigen, an das Okkulte zu glauben. Nach meinem Schuleintritt stellte ich fest, dass die Schulausbildung, die ganz auf der Grundlage der modernen Wissenschaft basiert, eine nur mehr materialistische Ausbildung ist, die keine Gelegenheit zur Erforschung spiritueller Fähigkeiten (*língnéng* 靈能) bietet. Ab dem Alter von sechzehn studierte ich in Tokyo, wobei die Fächer, denen ich mich zuwandte, nämlich Politik, Jura und Diplomatie, ohne jeden Zusammenhang mit dem Bereich des Spirituellen waren. Im Winter des Jahres 1903 trat eine große Veränderung in meiner Laufbahn ein. Wegen politischer Aktivitäten hatte man mich in meinen Heimatort zurückgeschickt. Dort wurde von der Kreisverwaltung täglich eine Patrouille zu mir geschickt, so dass ich Tag und Nacht unter Überwachung stand, und so meine physische Freiheit vollkommen einbüßte. Daraufhin fasste ich den Entschluss, mir in den Bergen eine Grashütte zu bauen und ein Leben im Wald, ohne Gäste zu empfangen und nur auf das Studium konzentriert, zu führen. Später dann ergab es sich, dass sich mein Denken mit dem Sinn des menschlichen Daseins und den Grundlagen des Lebens beschäftigte. Von Zweifeln ergriffen begann ich, mich eingehend mit Büchern über Philosophie und Religion zu beschäftigen, ohne dass ich jedoch vermocht hätte, das Wesentliche zu erfassen. So warf ich die Bücher fort, setzte mich unter einen Baum und begann, meinen Geist zu konzentrieren und mit geschlossenen Augen nachzudenken. Plötzlich gelangte ich zu der Erkenntnis, dass das menschliche Dasein, ja das Leben überhaupt, ursprünglich Teil des *tàilíng* 太靈 ist. Diese Methode habe ich vollständig während meines Lebens im Wald, das insgesamt sieben Jahre währte, entwickelt. Unerwartet hatte ich nun einmal die Wirkung des *língzǐ* 靈子 erfahren, doch wagte ich zunächst nicht, sie als solche zu begreifen. Als ich dann des Nachts wieder aufrecht sitzend mit geschlossenen Augen meinen Geist konzentrierte, fühlte ich plötzlich, wie sich mein Körper von selbst zu bewegen begann. Die ständig heftiger werdenden unwillkürlichen Bewegungen, die doch weich und geschmeidig waren, zeigten sich in unterschiedlichen, sich verändernden Formen und dauerten von abends 11 Uhr bis um 5 Uhr am nächsten Morgen. Nachdem sie aufgehört hatten, schlief ich ein. Beim Aufwachen hatte ich jegliches Zeitgefühl verloren. Das Gleiche wiederholte sich in der folgenden Nacht. Während dies eine ganze Woche ohne Unterbrechung anhielt, traten vielfältige wundersame

Zustände ein; so wusste ich nicht, ob ich mich noch im Diesseits befand, und hatte immer mehr das Gefühl, dass sich mein Körper und mein Geist in dauernder Veränderung befanden. Durch ständiges Erforschen und Praktizieren dieser Methode gelang mir schließlich die Wahrnehmung des *língzǐ*. Die spontane Bewegung bildete den Ursprung der äußerlich sichtbaren Bewegung des sogenannten *língzǐ*; darüber hinaus entdeckte ich später auch seine Wirkungen bezüglich latenter Bewegung. Nachdem ich das Leben im Wald aufgegeben hatte, wandte ich diese Wirkungen gelegentlich bei der Behandlung von Kranken an und erzielte ganz unerwartet außerordentliche Erfolge, die so ungewöhnlich waren, dass ich selbst darüber einigermaßen erschrocken war und die mich so veranlassten, das Wesen dieses Phänomens eingehender zu ergründen."[7]

Ich bin der Ansicht, dass es sich hierbei um eine Methode des Qìgōng 氣功 handelt, die jener sogenannten „Spontanbewegung" entspricht.

Von dem bereits verstorbenen chinesischen Qìgōng-Meister Jiǎng Wéiqiáo 蔣維喬 (geb.1872, Beiname Meister Yīnshì 因是) gibt es zahlreiche Aufzeichnungen über die sogenannte „Methode der Spontanbewegung", ohne dass Jiǎng selbst diese Bezeichnung verwendet hat. In dem Anhang zu seinem Werk „Die chinesische Methode der Atmung und Ruhe zur Nährung der Lebenskraft"[8] finden sich die folgenden Fallbeschreibungen:

(1) In dem Bericht von Zhū Zhōngqǐ 朱中起 über einen dreijährigen Versuch mit der Methode des Sitzens in Ruhe heißt es: „Im Winter des Jahres 1950 begann ich, das Sitzen in Ruhe zu praktizieren. Zu Beginn des Jahres 1951 hatte ich eines Tages während des Übens eine leichte Empfindung des Schwankens, das sich am folgenden Tage verstärkte. Am dritten Tage dann stellten sich nach kurzer Zeit des Sitzens heftige Bewegungen ein, die nicht aufhörten und die zu

7 *Aufzeichnungen zur Überlieferung des geheimnisvollen* língzǐ shù, Shanghai: Shenzhou xuehui, 3. Aufl. 1920, S. 14. Bei dem Zitat handelt es sich um einen verkürzten Ausschnitt, der sich jedoch mit der Aussage des betreffenden Textes vollständig deckt. Die Wirksamkeit dieser Methode ist wohl unbestritten, doch gibt es bezüglich ihrer Erklärung unterschiedliche Auffassungen. Der Verfasser des Werkes spricht zudem davon, dass die Methode über eine Entfernung von mehreren tausend Kilometern zur Heilung von Krankheiten eingesetzt werden kann, was er als die „Wirkung des *língzǐ* als Ferntherapie" bezeichnete. Auch diesbezüglich bestehen kontroverse Meinungen, die jedoch an anderer Stelle erörtert werden sollen.

8 Shanghai: Weisheng cbs, 1956.

kontrollieren mir unmöglich war. Als ich meinem Lehrer Jiăng Wéiqiáo davon berichtete, sagte dieser, dass es sich dabei um den Beweis für die Bewegung des Qì handele, die im Verlauf des Übens auch auftreten soll und durchaus ein positives Phänomen darstelle. Wenn es mir gelänge, meinen Geist zu beruhigen und weiter eifrig zu üben, würden sich weitere, unvorstellbare Wirkungen zeigen. Im Jahre 1953 spürte ich während des Sitzens in Ruhe im Unterbauch etwas Warmes, Rundes, das etwa die Größe des Durchmessers einer Teetasse hatte, sich zum rechten Lendenbereich bewegte und dort anhielt. Die Sehnen des ganzen Körpers begannen ungewöhnlich stark zu schmerzen, doch verlor sich dieser Schmerz nach einer Weile. Nach dem Aufstehen waren meine Hüftschmerzen, an denen ich lange Jahre gelitten hatte, verschwunden und haben sich auch bis heute nicht wieder eingestellt."[9]

(2) In seinem „Erfahrungsbericht über anderthalb Jahre Praxis des Sitzens in Ruhe" schreibt Lú Huáidào 盧懷道: „Während des Übens im Jahr 1953 trat nach einer gewissen Zeit manchmal das Gefühl des Qì-Flusses zwischen den Organen auf, ... zuweilen begann auch der Körper zu schwanken, wobei sich drei Formen der Bewegung unterscheiden ließen: nach vorne und hinten, nach links und rechts, und kreisförmig. Ganz gleich jedoch, um welche Form der Bewegung es sich handelte, immer war es eine *unwillkürliche* (spontane), d.h. nicht von mir *gewollte*. Mitte Mai des Jahres 1954 stellten sich weitere Veränderungen in Bezug auf die Bewegungen innerhalb der Qì-Leitbahnen ein. Die Körperteile, in die nun das Qì floss, wurden von ihm in Bewegung versetzt und begannen, entweder nach links und rechts, vorne und hinten oder spiralförmig zu kreisen: Kopf, Nacken, Schultern, Hände, Hüfte und Bauch bewegten sich unaufhörlich. So stark war die Kraft innerhalb der Qì-Leitbahnen, dass auch das Bett, auf dem ich saß, erschüttert wurde und Geräusche von sich gab. Auch war ich am ganzen Körper schweißüberströmt. Es ist wichtig klarzustellen, dass es sich bei diesen Bewegungen um passive handelte, denn allein die Atmung, die sehr fein war, vermochte ich zu kontrollieren. In meiner Jugend litt ich an chronischen Kopfschmerzen, die sich später sogar verschlimmerten. Die Schmerzen traten auf bei Wetterveränderungen, bei Hunger und Müdigkeit und auch an Orten, wo die Luft schlecht war.
Nachdem ich das Sitzen in Ruhe ein Jahr lang praktiziert hatte, war ich davon völlig geheilt. Als ein Wunder muss man es bezeichnen, dass sich mein Bauchumfang innerhalb eines halben Jahres von 95 auf 74 cm verringerte."

9 Dieser Bericht wurde im Jahr 1955 veröffentlicht.

(3) In dem Bericht von Jiăng Jūnyì 蔣君毅 „Mein Üben des Sitzens in Ruhe: Verlauf und Wirkung“ heißt es: „Eines Tage, ich hatte bereits begonnen, das Sitzen in Ruhe zu praktizieren, überfiel mich eine außergewöhnliche Schläfrigkeit, denn ich war einige Tage und drei Nächte hintereinander sehr beschäftigt gewesen und hatte deshalb kaum geschlafen. Am folgenden Tag musste ich frühmorgens jemanden vom Bahnhof abholen. Da ich wusste, dass es mir aufgrund meiner starken Müdigkeit sehr schwer fallen würde aufzustehen und ich befürchtete, den Termin zu versäumen, entschloss ich mich, das Sitzen in Ruhe zu üben und so auf den Morgen zu warten. Zu jener Zeit war ich fest entschlossen, die ganze Nacht zu üben und so befand ich mich in einem Zustand höchster Ausgeglichenheit. Nach Mitternacht dann wurde mein Körper *plötzlich erschüttert*, eine warme Kraft aus dem Unterbauch drang durch den *wěilǘ* 尾閭 entlang der Wirbelsäule in den Hinterkopf und bis zur Schädeldecke. Die Kraft war derart stark, dass es mir schien, als wolle sie bis in den Himmel vorstoßen. Mein ganzer Körper richtete sich auf und auch das Bett wurde heftig erschüttert. Nicht nur verspürte ich während der ganzen Nacht keinerlei Müdigkeit, auch am folgenden Tag war ich voller Energie und konnte ohne die geringsten Anzeichen von Erschöpfung eine ganze Woche lang arbeiten. Scheinbar war ich ein ganz anderer Mensch geworden.
Am Vorabend des Nationalfeiertages des Jahres 1953 dann sagte mein Onkel Jiăng Wéiqiáo folgendes zu mir: „Wenn die Ruhe den äußersten Punkt erreicht haben wird, wird Bewegung entstehen“ und „Man dreht sich sechsunddreißigmal nach links und ebenso oft nach rechts, ohne diese Bewegung kontrollieren zu können“. Auch bemerkte er, dass das Gesagte seinen eigenen Erfahrungen entspräche. Überrascht, solches zu hören, erschienen mir seine Worte ziemlich märchenhaft, und so habe ich mit anderen nie darüber gesprochen, musste ich doch auch fürchten, auf Zweifel zu stoßen. Da ich nun bereits diese Stufe erreicht habe, hatte Onkel Jiăng noch gesagt, erschiene es ihm angebracht, mir eine ungefähre Vorstellung davon zu geben, um so einer möglicherweise durch das Auftreten dieser Phänomene verursachten Verwirrung vorzubeugen. Und tatsächlich, am 24. Oktober dann, ich erinnere mich ganz genau, entstand, während ich das Sitzen in Ruhe praktizierte, Bewegung, *die sich völlig meiner Kontrolle entzog*. Es handelte sich nicht nur um Kreisbewegungen einer inneren Kraft, denn diese führte auch zu äußerlich sichtbaren Bewegungen, die anfänglich Ähnlichkeit hatten mit der Faustkampfübung „Wŭsōng 武松 befreit sich von seinen Handfesseln“, und klatschende Geräusche gleich einem plötzlichen Regenschauer verursachten. Nach einer ganzen Weile erst hörte die

Bewegung auf, und auch jetzt hatte ich *keinerlei Kontrolle* darüber. Als ich meinem Onkel davon berichtete, sagte er, dass später noch viel mehr Formen der Bewegung auftreten würden. Am nächsten Tag lag ich flach auf dem Sofa und hatte noch nicht mit der Sitzübung begonnen, da spürte ich, wie mein ganzer Körper eine ungewöhnliche Kraft entwickelte, die so stark war, dass es schien, als wollte er davonfliegen. Hastig setzte ich mich auf, als die inneren und äußeren Bewegungskräfte ihre volle Wirkung entfalteten. Dieses Mal trennten sich plötzlich beide Hände und tanzten, mal geöffnet, mal zu Fäusten geballt, durch die Luft, wie bei jemandem, der sein gesamtes Können zur Schau stellt; *doch gelang es mir auch diesmal nicht, sie mit dem Bewusstsein zu lenken.* Danach stellte sich jedes Mal während des Sitzens Bewegung ein, die sich immer auch auf die Gelenke erstreckte und dabei derart vielfältige Formen annahm, dass ich es nicht vermochte, mir alle zu merken. Darunter waren z.B. Bewegungen, die der Übung „*rú fēng sì bì* 如封似閉" des Schattenboxens (*tàijí quán* 太極拳) entsprachen, *die ich wohl kannte;* daneben zeigten sich zahlreiche merkwürdige Bewegungsformen, *die ich nie zuvor gesehen hatte.* Manchmal waren es rasche, wie ein Rad sich drehende Bewegungen, die mit großer, unerschöpflicher Kraft ausgeführt wurden; ganz fein waren manchmal die Bewegungen der Hände, die denen scheinbar stillstehender Wolken glichen, sich dabei mit den Kreisbewegungen des inneren Qì verbanden und ohne die geringste Abweichung damit übereinstimmten. Außer zahlreichen, ganz unterschiedlichen kreisenden und schlängelnden, sowohl äußerlich als auch innerlich stattfindenden Bewegungen, traten auch ganz besondere, den ganzen Körper vom Scheitel bis zu den Fersen umfassende, (dabei selbst das Innere der Ohrleiste nicht auslassende) Techniken der Massage (*tuīná* 推拿) und des „*qínná* 擒拿" in Erscheinung, die ich vorher noch nie gesehen hatte. *All dies geschah von selbst und kam von selbst zum Stillstand, ohne dass es mir möglich gewesen wäre, daran absichtsvoll teilzunehmen.*

Fast nach jedem Üben berichtete ich darüber ausführlich meinem Onkel. Er sagte, dass (meine Erfahrungen) mit den von ihm gemachten völlig übereinstimmten und, dass man letztlich nicht wisse, was das für eine natürliche und wundersame Gesetzmäßigkeit sei, die dem menschlichen Körper innewohnt. Diese Methode stellt eine reine Methode des Kultivierens und Nährens durch innere Übungen (*nèigōng* 内功) dar. Ich erinnerte mich, dass ich früher in Büchern über diese Methode der Inneren Übungen u. a. gelesen hatte, dass der Begründer der Wǔdāng 武當-Schule, Zhāng Sānfēng 張三丰, von selbst, d. h. ohne Belehrung durch einen Lehrer zu erfahren, zur Erkenntnis gelangt sei.[10] Ich hatte solchen Äußerungen immer nur halb Glauben geschenkt, doch jetzt, nachdem ich eigene Erfahrungen gemacht hatte, wurde mir klar, dass die „Alten“ nichts Unwahres sagen. Der Zustand der Bewegung hielt dieses Mal insgesamt 36 Tage an, bis sich die Ruhe wieder einstellte.[11] Ich erinnere mich, dass die Bewegung, während der Knochen und auch Gelenke Geräusche von sich gaben, bis in die Nacht des 32. Tages andauerte, dann allmählich in den Zustand der Ruhe führte, und nach 36 Tagen von selbst aufhörte.“

In vier Sätzen lässt sich der Bericht zusammenfassen: „Hat die Ruhe ihren äußersten Punkt erreicht, so entsteht Bewegung. Die Bewegung entzieht sich jeder Beeinflussung. Erreicht sie ihren Höhepunkt, kehrt sie zur Ruhe zurück. So bilden Ruhe und Bewegung eine Einheit.“ Auf ganz natürliche Weise wird die Bewegung den konkreten Bedürfnissen entsprechen. *Dieses scheinbar absichtslose und absichtsvolle Geschehen kann man natürlich völlig der Kontrolle unterwerfen (es gilt diesen Zustand, in dem man eine Kontrolle ausüben kann, zu erreichen, denn erst dann kann man tatsächlich von einer Methode sprechen).*

Mein Qìgōng-Lehrer, der bereits verstorbene Arzt für TCM Hú Yàozhēn 胡耀貞, war ein berühmter Qìgōng-Meister, der die „Methode der Spontanbewegung“ seit seinem 16. Lebensjahr studiert und praktiziert hatte. In der Pekinger Poliklinik für Akupunktur und Moxibustion förderte er seit den 50er Jahren ihre Anwendung als Therapie für verschiedene chronische Erkrankungen. Der Autor selbst hat diese Methode im Jahr 1958 von Dr. Hú übernommen. In seinem Werk *Qìgōng* hat Hú Yàozhēn die sogenannte „Methode der Spontanbewegung“ speziell vorgestellt.[12] So behandelt er in seiner Darstellung der wichtigsten Übungsformen auch die „Bewegung der Gliedmaßen und Gelenke“ und Methoden der Abschlussübungen; in den Erläuterungen zu den thematisch relevanten Problemstellungen erörtert er

10 Zu Zhāng Sānfēng siehe Anna Seidel, „A Taoist Immortal of the Ming Dynasty“, in: Wm. Theodore de Bary (Hrsg.), *Self and Society in Ming Thought*, New York 1970, S. 483-531. (Anm. d. Ü.)

11 Hiermit ist wohl gemeint, dass sich bei Jiăng in diesen 36 Tagen jeden Tag eine gewisse Zeit lang Bewegung einstellte, und sollte nicht dahingehend missverstanden werden, dass er sich jeden Tag 24 Stunden bewegte. Ohne diese Erklärung mag manch ein Leser zu diesem falschen Verständnis kommen, was wiederum gewisse Probleme aufwerfen könnte. Dass ein solches Missverständnis möglich ist, zeigt sich in einigen der Briefe, die der Autor erhalten hat. Durch sie sah er sich zu dieser Anmerkung veranlasst.

12 Hu Yaozhen, *Qigong*, Peking: Renmin weisheng cbs, 1959.

u. a. das Verhältnis von Ruhe und Bewegung. Auch legt er seine Ansichten zu Ursachen und Gesetzmäßigkeiten der „äußeren Bewegung" und zu anderen diesbezüglichen Fragen dar; darüber hinaus stellt er in relativ systematischer Form die Erfahrungen seiner eigenen Übungspraxis und der daraus gewonnenen Erkenntnisse und Ansichten dar. Hierdurch hat er sicherlich eine weiterführende Erforschung dieser Übungsmethode gefördert, doch gibt es in Bezug auf die Erklärungen und Anforderungen dieser Methode einige Punkte, die einer weiteren Diskussion für Wert erachtet werden sollten. Zu Lebzeiten Dr. Hús hat der Autor häufig solche Diskussionen mit ihm geführt, bei denen es Übereinstimmungen, aber auch Divergenzen gab. Dass in der Wissenschaft divergierende Ansichten bestehen, ist wohl selbstverständlich. So kann ja ein wirklich wissenschaftlich geführter Streit durchaus ihrer Weiterentwicklung förderlich sein, wobei sich die divergierenden Ansichten allein in der wissenschaftlichen Praxis prüfen lassen. In dem Werk von Hú Yàozhēn heißt es z.B.:

„Die größte Besonderheit dieser Qìgōng-Methode besteht darin, dass in dem Zustand nach Eintritt in die geistige Ruhe sich jeder Teil des Körpers (Kopf, Gliedmaßen, Rumpf usw.) spontan bewegen wird, was ein durchaus normales Phänomen darstellt ... Aus dem Grunde eben, weil die Bewegung eine spontane ist, soll sie nicht angestrebt werden, ganz gleich, ob diese Bewegung früh, spät oder gar nicht auftritt; noch weniger sollte man sie absichtsvoll herbeiführen ... Die Bewegung wird, nachdem sie begonnen hat, ganz unterschiedliche Formen annehmen, die man sich, ganz gleich, wie sie auch sein mögen, entwickeln lassen soll. Wenn es sich dabei tatsächlich um spontane Bewegung handelt, wird es keinerlei Möglichkeiten einer bewussten Kontrolle geben."[13]

Doch schreibt Hú Yàozhēn im gleichen Werk in Bezug auf die Methoden zur korrekten Anwendung der wesentlichen Punkte während des Übens:

„In der Anfangsphase wird die äußere Bewegung, nachdem sie begonnen hat, instabil und ungleichmäßig sein. Die folgenden Zustände lassen sich häufig beobachten: die Bewegung dauert lange an, ohne zum Stillstand zu kommen; die Bewegungen sind zu heftig; manch einer der Übenden verlässt den Übungsraum und geht im Garten herum; einige rollen auf Bett oder

13 Ebd., S. 4.

Boden hin und her, einige hüpfen und springen. Treten solche Zustände auf (natürlich mag es noch andere geben), so soll man unter allen Umständen das Auftreten von Angst und Beunruhigung vermeiden, und gelassen (die Bewegung) entsprechend der folgenden Methode kontrollieren: Man kann sich selbst den Hinweis geben „Ich will jetzt aufhören und eine Pause machen; ich halte es nicht aus, wenn das Üben zu lange dauert". Oder man kann denken „Ich möchte mich nicht hin und her rollen, hör auf!" Es sollte solange daran gedacht werden, bis die Bewegung tatsächlich von selbst aufhört."[14]

Im Zusammenhang mit den Gesetzmäßigkeiten der äußeren Bewegung und den entsprechenden Fragestellungen erörtert Dr. Hú freilich an anderer Stelle des Buches die Probleme bezüglich der „äußeren Bewegung" unter einem anderen Aspekt. So schreibt er:

„Die hier beschriebenen Bewegungen der Gliedmaßen sind zum einen spontan, zum anderen ist ihnen eine Gesetzmäßigkeit eigen. Von ihrer Entwicklungstendenz aus betrachtet geht kleine Bewegung in große Bewegung über, wird aus der partiellen eine ganzkörperliche Bewegung, aus der heftigen eine ruhige, aus der ungeordneten eine, die bestimmten Gesetzmäßigkeiten folgt. Die Bewegung beginnt zunächst im Sitzen, später wird der Übende aufstehen, die Bewegung mit geschlossenen Augen geht über in eine mit geöffneten Augen, aus der unterbrochenen Bewegung wird ein freies Wechselspiel von Ruhe und Bewegung (will man sich bewegen, so wird man sich bewegen; will man in Ruhe verweilen, so wird man in Ruhe verweilen). Was nun die verschiedenen Körperteile angeht, so werden sich alle gleichermaßen bewegen, zunächst der Kopf, dann der übrige Körper; erst die oberen, dann die unteren Extremitäten, und im folgenden der Rumpf, die Hüfte, Ellenbogen, Schultern, Knie usw. Was den Rahmen angeht, innerhalb dessen sich die Formen der Bewegung abspielen, so finden sich darin die verschiedensten Stellungen des Faustkampfes (im Wesentlichen sind es Bewegungen des *tàijí quán*), der Gymnastik und des Tanzes. Zum Schluss werden es ausschließlich Bewegungsformen des Faustkampfes sein, daneben aber auch Massage- und andere Bewegungen."

14 Hier geht es konkret ja darum, die steuernde Funktion des Bewusstseins zu aktivieren. (Anm. Jiāo Guóruì)

In Bezug auf die Frage, ob es sich bei der „äußeren Bewegung" um eine intentionale oder nichtintentionale handelt, vertritt Hú Yàozhēn die Ansicht, dass man sie ganz allgemein gesprochen sowohl als intentional als auch als nichtintentional bezeichnen kann, d. h. die Einschätzung ist abhängig von dem jeweiligen Bedeutungsaspekt, auf den Bezug genommen wird. In den entsprechenden Kapiteln sollen die diesbezüglichen Ansichten konkret vorgestellt und erörtert werden.

Der Autor selbst hat diese Übungsmethode bereits im Jahr 1958 vorgestellt und diskutiert;[15] daneben gibt es einige Aufsätze aus dieser Zeit, die sich ebenfalls mit ihr auseinandersetzen.[16] Es wird deutlich, um das oben Gesagte zusammenzufassen, dass diese Methode bereits auf eine lange Geschichte zurückblickt, in der Praxis fortwährend weiterentwickelt und modifiziert wurde und darüber hinaus auch eine weite Verbreitung gefunden hat.

15 Siehe die *„Sammlung wissenschaftlicher Aufsätze der Akademie für TCM"*, 1959, S. 269-278.

16 Siehe Chen Tao, „Zum Phänomen der ‚äußeren Bewegung' in der Qigong Übungspraxis", in: *„Shanghaier Zeitschrift für TCM"*, 12/1957, S. 6; Li Chuncai (Qigong-Sanatorium Beidaihe), „Das Phänomen der Bewegung im Qigong", *„Zeitschrift für TCM der Provinz Zhejiang"*, 3/1960, S. 105.

KAPITEL 3

Ansichten und Urteile von Qìgōng 氣功-Meistern zur Methode des „*zìfāgōng* 自發功"

In den beiden vorangegangenen Kapiteln haben wir eine kurze Darstellung verschiedener historischer Phänomene der „Spontanbewegung" und der „äußeren Bewegung" und ihrer Entwicklung gegeben. Was für Urteile gibt es nun über diese Methode? Nach Wissen des Autors lassen sich die folgenden Ansichten unterscheiden:

1. Ablehnende Ansichten zur Methode des „*zìfāgōng* 自發功". Als repräsentativ können die nachfolgend genannten gelten:

(1) Nach Auffassung des Qìgōng 氣功-Meisters Wáng Xiāngzhāi 王薌齋 der Xíngyì 形意-Schule handelt es sich bei den „Pfahl-Übungen zur Nährung der Lebenskraft" (*yǎngshēng zhuāng* 養生樁) zwar um eine Methode, bei der man in der Ruhe nach Bewegung und in der Bewegung nach Ruhe strebt, doch sind im Allgemeinen die Körperhaltungen Veränderungen nicht förderlich, da sich, nachdem der Geist zur Ruhe, das Qì 氣 in den Zustand der Ausgewogenheit gekommen und die Körperhaltung stabil geworden sind, der Blutkreislauf beschleunigt. Wenn sich im Inneren des Körpers Bewegungsveränderungen einstellen, so werden diese durch eine plötzliche Veränderung der Haltung durcheinandergebracht. Aus diesem Grund hat uns Wáng Xiāngzhāi ein ums andere Mal auf das folgende Prinzip aufmerksam gemacht: „Besser als große ist kleine Bewegung; besser als kleine Bewegung ist Bewegungslosigkeit; erst die Bewegung in der Bewegungslosigkeit stellt die Bewegung des unaufhörlichen Lebensprozesses dar."[1]
Aufgrund dieser Äußerung ist man in Qìgōng-Kreisen allgemein der Ansicht, dass Wáng Xiāngzhāis Haltung gegenüber der „äußeren Bewegung" eine ablehnende gewesen ist. Andererseits spricht er an anderer Stelle davon, dass im Falle einer Beherrschung der Gesetzmäßigkeiten der inneren Bewegung (der Übende) jederzeit beliebig seine Haltung ändern kann, ohne

1 Wang Xiangzhai, „Kurze Einführung in das *yangsheng zhuang*", in: *Jiankang bao* (Zeitschrift für Gesundheit) vom 26.6.1963.

Einschränkungen durch vorgegebene Stellungen zu erfahren.[2] Mit derartigen Änderungen der Körperhaltung sind allerdings nicht unwillkürliche „äußere Bewegungen" gemeint.

(2) Nach Meinung Zhōu Qiánchuāns 周潛川, Qìgōng-Meister der Éméi 峨眉-Schule, ist „äußere Bewegung" ein Irrweg (*zǒuhuǒ* 走火) und stellt eine Abweichung dar, die es zu verhindern gilt. So führt er in einem seiner Werke folgendes Beispiel an:

„Ich habe gemäß der ‚Methode des Sitzens in Ruhe des Meisters Yīnshì 因是' selbstständig geübt. Nach wenigen Tagen bereits begann sich mein Körper ganz leicht zu bewegen; nach einer Woche stellte sich dann heftige, ununterbrochene Bewegung ein. Nicht nur vollbrachten sämtliche Teile der oberen Körperhälfte ganz unterschiedliche Arten von Bewegung, sondern die Bewegung entwickelte sich auch zu einer heftigen, den ganzen Körper ergreifenden, so dass ich im Zimmer unkontrolliert hüpfte und sprang, mit den Fäusten schlug und mit den Füßen trat; manchmal kreisten beide Hände wie die Räder einer Maschine, manchmal ähnelten die Bewegungen Techniken des Faustkampfes, die sich mit ganz unterschiedlichen Tanzhaltungen vermischten. All diese Bewegungen wurden nicht durch die Nerven koordiniert, doch ab einem bestimmten Zeitpunkt konnte ich sie gleichwohl kontrollieren. Gezwungenermaßen musste ich aufhören, Qìgōng zu üben, und so brach nicht nur mein altes Leiden wieder aus, ich spuckte auch täglich Qì, ohne die Möglichkeit der Kontrolle zu haben. Als sich dieser Zustand verschlimmerte, reiste ich sofort nach Shànghǎi 上海 und bat Herrn Jiǎng Wéiqiáo 蔣維喬, meine Fehler zu korrigieren. Er sagte mir, ‚Bewegung' sei ein unabdingbarer Prozess innerhalb der Qìgōng-Therapie, später würde sie ganz gewiss von selbst aufhören. Nach diesem Gespräch fuhr ich fort, täglich zu üben, jeden Tag dreimal, jedes Mal fast eine Stunde lang. Beim Sitzen in Ruhe bewahrte ich die Vorstellungskraft im *dāntián* 丹田 (ich konzentrierte meine Gedanken auf eine Stelle etwas mehr als 1 *cùn* 寸 [etwa 1 Daumenbreite] unterhalb des Bauchnabels). Nach etwa einem halben Monat spürte ich eine heftige geistige Erschütterung, sowohl das Gefühl der Benommenheit als auch der Kopfschmerz waren verschwunden; auch litt ich nicht mehr an Schlaflosigkeit und selbst meine Träume verringerten sich erheblich. Mein Appetit wuchs, die Verdauung verbesserte sich und auch meine geistigen Kräfte erfuhren

2 Ebd.

eine Stärkung, allein die Bewegungen des ganzen Körpers hörten nicht nur nicht auf, sondern verstärkten sich allmählich und wurden auch zunehmend komplizierter. Jetzt trat neben den Tanz- und Faustkampfbewegungen auch Massage auf, die den gesamten Körper von Kopf bis Fuß einschloss. Diese Massage war derart fein, dass sie sich annähernd auf jeden einzelnen Nerv erstreckte. Außerdem bewegten sich auch Mund, Augen und die Zunge auf vielfältige Art und Weise. Diese Bewegungen geschahen mit großer Regelmäßigkeit: erst links 36 mal, dann 36 mal rechts. Insgesamt praktizierte ich so das Sitzen in Ruhe mehr als zwanzig Tage lang. Danach geschah es jedes Mal, dass ich unwillkürlich vom Bett auf den Boden sprang und dort fortfuhr, die unterschiedlichsten, jetzt noch heftigeren Bewegungen zu machen, deren Formen so zahlreich waren, dass sie sich nicht zählen ließen. Eines Tages geschah es nach einer kurzen Zeit des Sitzens in Ruhe, dass ich plötzlich (vom Bett) auf den Boden sprang und dort begann, mich mit aller Kraft derart im Kreis zu drehen, dass ich nach mehreren Dutzend Drehungen ohnmächtig wurde und zu Boden fiel.[3] Nachdem ich mich wieder aufgerichtet hatte, drehte ich mich in die entgegengesetzte Richtung und wurde erneut ohnmächtig. Gleichzeitig mit dieser Bewegung atmete ich ununterbrochen durch den Mund aus. Dieser Zustand des Drehens und Ausatmens dauerte fünf Stunden, so dass ich am nächsten Tag erschöpft und kraftlos war, gerade so, als hätte ich mir eine schwere Krankheit zugezogen. Da mir dieser Zustand als kein guter erschien, beeilte ich mich, Jiǎng Wéiqiáo um Unterweisung zu bitten. Nun selbst erschrocken, stellte er mich Herrn W. vor, der Methoden des Qìgōng therapeutisch anwendete. Zu Anfang stellte sich einige Male auch eine leichte Wirkung ein, danach blieb (seine Behandlung) jedoch wirkungslos. Herr W. wies mich an, mittels der Vorstellung das Qì vom Punkt *huìyīn* 會陰 zu sammeln und in den Punkt *dànzhōng* 膻中 zu führen. Ich habe entsprechend dieser Methode geübt, doch trat mit zunehmendem Üben eine Verschlechterung ein, woraufhin Herr W. zu einer Behandlung mit Arzneimitteln überging. Doch je länger diese Behandlung dauerte, desto gravierender wurde mein Zustand. Während der letzten Tage kam es im ganzen Körper zu unkontrollierten Qì-Bewegungen, die von großer Kraft waren. Die Schmerzen wurden schier unerträglich, nicht nur war ich unfähig zu laufen, selbst das Sprechen fiel mir recht schwer; jeden Tag hatte ich unbegründete, doch

3 Man sollte sich nicht mit aller Kraft drehen, denn dies stellt eine zu starke Bewegung dar, die nach längerer Zeit natürlich zu einer Ohnmacht führt. Dies gilt in besonderem Maße für schwache und schwerkranke Menschen. (Anm. Jiāo Guóruì)

heftige Angstgefühle und auch nervlich zeigten sich anormale Tendenzen. Später dann wurde ich, vermittelt durch die Gesundheitsbehörde Shànghǎis, Dr. Zhōu Qiánchuān, Arzt für TCM, zum Zwecke einer Behandlung vorgestellt. Dr. Zhōu praktizierte die *qìgōng dǎoyǐn* 氣功導引-Methode, kombiniert mit einer Arzneimittelbehandlung ... Nach etwas mehr als 10 Tagen waren meine Schmerzen fast vollständig verschwunden ... Zwei Monate später konnte ich wieder mühelos rennen ... Nach geschätzten 100 Tagen des Übens konnten nicht nur die Qì-Bewegungen zur Ruhe gebracht werden, auch meine ursprüngliche Erkrankung war vollkommen geheilt."

Dr. Zhōu urteilte über diesen Fall folgendermaßen: „Wenn der die Übungspraxis Anleitende die Auffassung vertritt, dass ‚Bewegung' einen notwendigen Prozess innerhalb der Qìgōng-Therapie darstellt, der in ein Stadium übergeht, in dem die Bewegung unbedingt von selbst aufhört, so handelt es sich dabei um einen großen Irrtum. Dieser Theorie kann man nicht zustimmen."[4]

(3) Es gibt auch die Auffassung, die den Mechanismus der „äußeren Bewegung" mittels des Veitstanzes zu erklären versucht und zu der Ansicht gelangt, dass es sich dabei um eine Abweichung (*piānchā* 偏差) handelt.

2. Auffassungen, die der „Methode der Spontanbewegung" eine große Wertschätzung entgegenbringen.

„Zìfāgōng" wird als ein äußerst positives Phänomen betrachtet und die Ansicht verbreitet, dass „durch eine Bewegung hundert Krankheiten völlig verschwinden"; auch heißt es: „Im *zìfāgōng* wird das Qì schnell in Bewegung versetzt, die Wirkung ist gut"; „Die Spontanbewegung unterliegt keinerlei subjektiven Kontrolle";[5] „Zahlreich sind die Haltungen und Stellungen im *zìfāgōng*, die Bewegungen sind unwillkürlich – dies ist ein äußerst geheimnisvolles Phänomen"[6] usw. In einem Artikel heißt es sogar: „Ich blättere in den ‚Ausgewählten Schriften über Qìgōng', worin zahlreiche Übungsmethoden

---

4 Zhou Qianchuan, *Qigong yao'er liaota yu jiuzhi piancha shoushu (Qigong- und Arzneimitteltherapie bei der Behandlung und Korrektur fehlerhafter Operationen)*, (Provinz) Shanxi: Renmin cbs, 1959, S. 337-339 und S. 392.

5 *Qigong de miaoyong (Die wunderbaren Wirkungen des Qigong)*, Peking: Renmin tiyu cbs 1982, Bd. 2, S. 29.

6 „Dakai Qigong de xuanmiao zhi men" (Öffnen wir die geheimnisvolle Tür des Qigong), in: *Tiyu bao* (Zeitung für Sport) vom 12.1.1983.

vorgestellt werden. An keiner Stelle ist jedoch die Rede davon, dass das *zìfāgōng* Krankheiten zu heilen vermag, wohl aber finden sich darin kontroverse Meinungen zu dieser Methode. Wenn ich nun sehe, dass mit der Methode der Spontanbewegung des Kranich-Qìgōng Krankheiten geheilt werden können, so stellt dies vielleicht eine Weiterentwicklung dar."[7] Tatsächlich finden sich in dem obengenannten Werk spezielle Aufsätze, die Methodik und Anwendung der von Hú Yàozhēn 胡耀貞 praktizierten „Übungsmethode der Spontanbewegung"[8] und der „Ruhe-Bewegungs-Übungen des Qìgōng" vorstellen. (Die Bezeichnungen dieser Methoden wurden vom Herausgeber hinzugefügt.)

3. Auffassungen, die die Wirkung des *zìfāgōng* anerkennen, dies freilich mit Einschränkungen.

So schreibt Hú Yàozhēn in seinem Buch *Qìgōng*: „Äußere Bewegung ist für eine Heilung von Nutzen und hat keinerlei schädliche Wirkungen. Wenn man dieser Ansicht auch zustimmen kann, so ist doch die, wonach ohne äußere Bewegung ein Heilerfolg nicht gegeben ist, durchaus wert, überdacht zu werden. Denn obwohl zahlreiche Krankheiten mittels der Qìgōng-Therapie geheilt werden können, stellt sie doch keineswegs ein Allheilmittel dar, was natürlich umso mehr für diese eine Methode der äußeren Bewegung gilt. Wenn jemand, der unkritisch der Auffassung anhängt, dass ohne äußere Bewegung eine Heilung nicht möglich sei, nun die Methode des bewussten Hervorrufens von Bewegung anwendet, und von jenen, die bereits lange Zeit ohne das Auftreten von Bewegung üben, von ungeduldig nach Bewegung Strebenden oder gar von Anfängern verlangt, dass Bewegung entsteht, dann wird eine solcherart hervorgerufene Bewegung eher schädliche Wirkungen haben; darüber hinaus wäre eine derartige Praxis auch als falsch zu bezeichnen."[9]

4. Die Ansicht des Autors ist die, dass unter der Voraussetzung des korrekten Übens die heilende, gesunderhaltende und stärkende Wirkung des sogenannten *„zìfāgōng"* wohl nicht in Frage gestellt werden kann.

---

7 „Hexiang zhuang Qigong ji jianshen you yangxin" (Das Kranich-Qigong fördert die körperliche Gesundheit und nährt den Geist), in: *Tiyu bao* vom 1.2.1982.

8 *Qigong jingxuan (Ausgewählte Schriften über Qigong),* Peking: Renmin tiyu cbs, 1981, S. 159 und 161.

9 Hu Yaozhen, *Qigong*, S. 35.

Der Autor trainiert seit seiner Jugend die Kampfkünste und hat im mittleren Lebensalter unter dem Arzt für TCM Hú Yàozhēn, der in dieser Zeit sein erster Lehrer für Qìgōng war, Qìgōng und „Das Spiel der 5 Tiere" studiert und praktiziert.[10] Danach hat der Autor im Guăng'ānmén 廣安門-Krankenhaus der Akademie für TCM, später in der Forschungsabteilung für Qìgōng des Xīyuàn 西苑-Krankenhauses diese Methode sowohl in der ambulanten als auch der stationären Behandlung bei einer großen Zahl von Patienten angewendet, wobei zufriedenstellende und auch sehr gute Heilerfolge erzielt werden konnten. Der Autor hat nie an der Wirkung dieser Methode gezweifelt und hält selbst an ihrer Anwendung in der klinischen Praxis fest.

Im Jahre 1958 konnte Dr. Hú Yàozhēn das Zwölffingerdarmgeschwür, den allergischen Nasenkatarrh und die schwere Nervenschwäche des Autors mittels dieser Methode heilen. Diese Krankheiten sind in den seitdem vergangenen 24 Jahren nicht wieder aufgetreten. Der Autor hat also durchaus eigene Erfahrungen mit dieser Methode gemacht. Von diesem Zeitpunkt an entwickelte er seine Liebe für das Qìgōng und hat eben diese Methode weitreichend als Therapie zahlreicher chronischer Erkrankungen eingesetzt.[11]

Gleichwohl hält der Autor solche Ansichten, die im Zusammenhang mit dem *zìfāgōng* behaupten, dass „eine Bewegung hundert Krankheiten heilt", „je mehr Bewegung desto besser" und „man soll sich ganz nach Belieben bewegen", für falsch. Das *zìfāgōng* stellt eine Form der Bewegung dar; Bewegung hat allgemein positive Auswirkungen auf die Gesundheit des Menschen (korrekter müsste es heißen, nur die der eigenen körperlichen Verfassung angemessene Bewegung hat positive Auswirkungen). Rennen, Gehen, Gymnastik, „Schattenboxen" sind mit Maß betrieben immer von Nutzen. Leben ist ja immer in Bewegung begriffen – fließendes Wasser fault nicht, eine Türangel rostet nicht – doch scheint es nicht unbedingt angemessen, das *zìfāgōng* zu mystifizieren und mit geheimnisvollen Auslegungen zu umkleiden.

In dem oben dargestellten Entwicklungsprozess lassen sich einige wesentliche Punkte in Bezug auf die Wirkung und Anwendung des *zìfāgōng* erkennen. Grundsätzlich wird mit dieser Methode die gleiche Wirkung wie mit anderen Methoden erzielt, d.h. sie wird hervorgebracht durch ein den gesamten Körper einbeziehendes, selbst praktiziertes Üben und besteht wesentlich in der Herstellung einer Balance zwischen Yīn 陰 und Yáng 陽,

10 Siehe Jiao Guorui u.a., *Wuqinxi (Das Spiel der 5 Tiere)*, Peking: Renmin tiyu cbs, 1963.

11 Siehe die *„Sammlung wissenschaftlicher Aufsätze der Akademie für TCM"*, S. 269-278 und Jiao Guorui, „Qigong yu laonian baojian" (Qigong und die Gesunderhaltung bei alten Menschen), in: *„Zeitschrift für TCM"* 7, 1979.

der Harmonisierung von Qì und *xuè* 血 („Blut“), dem Durchgängigmachen der Leitbahnen (dies schließt die Harmonisierung der 5 *zàng* 臟-Funktionskreise und die Regulierung der 6 *fǔ* 腑-Funktionskreise[12] ein) und in der Kultivierung des Wahren Qì (*zhēnqì* 真氣). Ihre wichtigsten Anwendungen bestehen in der Prävention von Krankheiten, der Gesunderhaltung und Stärkung des Körpers, der Verhinderung vorzeitigen Alterns und der Lebensverlängerung. In enger Beziehung steht sie zu Geriatrie, Rehabilitationsmedizin, *dǎoyǐn* 導引-Massage, Biologie, Sport, Wettkampfsport, Kampfkünsten, Tanz, Akrobatik, dem Training spezieller Fähigkeiten, Kalligraphie, Malerei u. a. Dies ist aber keineswegs eine Besonderheit, die ausschließlich dem *zìfāgōng* eigen ist, sondern trifft vielmehr für eine Großzahl von Übungsmethoden zu. Die verschiedenen Methoden haben jeweils ihre spezifischen Charakteristiken und verfügen über sich voneinander unterscheidende Formen des Ausdrucks.

12 Speicherfunktionskreise *zàng* 臟: Leber *gān* 肝, Herz *xīn* 心, Milz *pí* 脾, Lunge *fèi* 肺, Niere *shèn* 腎.
Hohlfunktionskreise *fǔ* 腑: Gallenblase *dǎn* 膽, Dünndarm *xiǎocháng* 小腸, Magen *wèi* 胃, Dickdarm *dàcháng* 大腸, Blase *pángguāng* 膀胱, Drei-Erwärmer *sānjiāo* 三焦. (Anm. d. Ü.)

KAPITEL 4

Ist das „*zìfāgōng* 自發功" wirklich „spontan"?

Der Begriff *zìfāgōng* wird im allgemeinen so verstanden, dass die bei dieser Methode auftretenden Körperbewegungen „spontan" (*zìfā* 自發) sind, was zu ihrer Bezeichnung als „Methode der Spontanbewegung" geführt hat. Diese Auffassung beruht nun eigentlich nicht auf einem durch den Begriff selbst hervorgerufenen Missverständnis, sondern rührt vielmehr von den Erläuterungen her, wie sie sich in den Materialien zu dieser Methode finden. In dem Werk *Qìgōng de miàoyòng* 氣功的妙用 *(Die wunderbaren Wirkungen des Qìgōng)* werden im 1. Teil der *Aufsatzsammlung über das Kranich-Qìgōng* (*Hèxiángzhuāng zhuānjí* 鶴翔莊專集, im folgenden abgekürzt als „Aufsatzsammlung") folgende drei Bezeichnungen erwähnt: Kranich-Qìgōng, Stehen-wie-ein-Pfahl-Übungen *zhànzhuānggōng* 站樁功 und Methode der Spontanbewegung (*zìfāgōng*). Diesbezüglich sind nun die folgenden Fragen zu stellen: Handelt es sich hierbei um drei verschiedene Übungsmethoden? Besteht eine enge Beziehung zwischen diesen Methoden, oder sind es unterschiedliche Formen bzw. Übungsweisen einer einzigen Methode? In einer Arbeit der „Aufsatzsammlung" heißt es: „Das ‚*zìfāgōng*' findet sich in anderen Übungsmethoden kaum. In mir ruft es ein Gefühl des Geheimnisvollen hervor."[1] Es hat den Anschein, als werde hier das *zìfāgōng* als eine Methode innerhalb des Kranich-Qìgōng betrachtet. Dies ist aber keineswegs zutreffend, findet sich doch „Spontanbewegung" auch in anderen Methoden, so z.B. in Jiǎng Wéiqiáos 蔣維喬 „Methode des Sitzens in Ruhe" (*jìngzuò fǎ* 靜坐法) und auch in Hú Yàozhēns 胡耀貞 „Ruhe-Bewegungs-Übungen" (*jìngdònggōng* 靜動功). Ebensowenig zutreffend ist es, das *zìfāgōng* als eine „neue", eigenständige Methode zu betrachten, da es ja bereits auf eine lange Geschichte zurückblickt. Darüber hinaus ist es ja nicht so, dass es sich in anderen Übungsformen kaum findet, und noch weniger kann es, wie in dem erwähnten Aufsatz geschehen, als Besonderheit des Kranich-Qìgōng aufgefasst und als solche besonders vorgestellt werden. In einem anderen Aufsatz dieser Sammlung ist die folgende Erläuterung zu lesen: „Bei den Pfahl-Übungen des Kranich-Qìgōng bildet die Ruhe den Schwerpunkt, in der

1 Che Shuhua: „Hexiangzhuang Qigong shoudao qunzhong relie huanying" (Das Kranich-Qigong findet enthusiastische Aufnahme), in: *Tiyu bao* (Sport-Zeitung) vom 19.7.1982.

Ruhe findet sich jedoch Bewegung. Nachdem der ganze Körper entspannt und der Geist in die Ruhe getreten ist, vermag sich das Wahre Qì 氣 [*zhēnqì* 真氣] entlang den Leitbahnen zu bewegen. Wird es bei dieser Bewegung an einer Stelle des Körpers blockiert, so zeigt sich daran, dass eben an dieser entsprechenden Stelle die Leitbahn nicht durchlässig ist und eine Krankheit besteht. Hat das Wahre Qì begonnen, sich im Innern des Körpers zu bewegen und erreicht es einen Zustand relativer Fülle, so kann der Körper zu spontanen Bewegungen angeregt werden, die die Durchlässigkeit der Leitbahn und das Abheilen der Erkrankung fördern. Hierbei handelt es sich um das, was wir als Spontanbewegung oder *zìfāgōng*, von manchen auch ‚Äußere Bewegung' (*wàidòng* 外動) genannt, bezeichnen."[2] Durch solche Äußerungen wird der Leser natürlich dazu veranlasst, *zìfāgōng* und Kranich-Qìgōng miteinander in Verbindung zu bringen.

Unbestreitbar ist, dass das Phänomen der „Spontanbewegung" objektiv existiert; die ihm zugrunde liegenden Funktionsprinzipien sind durchaus von komplexer Natur. Wird nun ein komplexes, beim Menschen auftretendes Phänomen als spontan definiert und diese Übungsform zudem als „Methode der Spontanbewegung" bezeichnet, so führt dies notwendigerweise zu konzeptuellen Unklarheiten und Missverständnissen und ruft bei den Menschen ein Gefühl des Geheimnisvollen hervor; um wie viel mehr noch, wenn sich in einer großen Zahl von Aufsätzen allenthalben geheimnisvolle Erläuterungen und widersprüchliche Erklärungen finden! So heißt es z.B. in einigen dieser Aufsätze: „Das *zìfāgōng* unterliegt nicht der subjektiven Kontrolle";[3] „Als ich begann, *zìfāgōng* zu praktizieren, konnte ich während des Übens sprechen und denken; auch geschah die Bewegung mit großer Regelmäßigkeit und hätte kaum weniger sein dürfen."[4] Ließe sich angesichts solcher Äußerungen noch bestreiten, dass die Bewegungen vollkommen spontan sind? In einem anderen Aufsatz ist dagegen die folgende Erklärung zu lesen: „Den *wěilǘ* 尾閭 (Steißbeinende) senken ... Nach der Entspannung von Hüfte und Becken lässt man in der Vorstellung ein hängendes Uhrpendel entstehen. Dieses Pendel hängt, am Steißbein befestigt, gerade in der Mitte zwischen den Füßen. Wenn Du Dich nun nach vorne, hinten, links und rechts

2 „Erläuterungen zu den Pfahl-Übungen und der Methode der Spontanbewegung", in: *Qigong de miaoyong (Die wunderbaren Wirkungen des Qigong),* Peking, 1982, Bd. 2, S. 20.

3 Zhuo Zuhan: „Qingkong yihe paiyun shang" (Über den Wolken kreist ein Kranich), in: *Qigong de miaoyong (Die wunderbaren Wirkungen des Qigong),* Peking, Bd. 2, S. 29.

4 Bao Zhong, „Das Kranich-Qigong fördert die Gesundheit und nährt den Geist", in: *Tiyu bao* (Sport-Zeitung) vom 1. 2. 1982.

bewegst, wird auch das Pendel in Bewegung versetzt. Das Pendeln regt das Qì zu Bewegung an, wodurch wiederum Bewegungen nach vorne, hinten, links und rechts entstehen ... Zu diesem Zeitpunkt kann spontane Bewegung auftreten." Und weiter heißt es: „Man muss die Kontrolle über sich selbst haben, d. h. die Übung abschließen und mit der Bewegung aufhören können ... Dies ist die grundlegendste Anforderung in Bezug auf das Training des Bewusstseins."[5] Mit voller Überzeugung wird gesagt: „Ganz gleich welche Form spontaner Bewegung auftritt, das Bewusstsein des Übenden ist vollkommen klar und er hat die Kontrolle über sich selbst."[6] Lässt sich bei einer derart exakten und konkreten Vorstellung, einer solcherart starken Autosuggestion noch die Behauptung aufrechterhalten, dass es sich dabei um spontane Bewegungen handelt, die keinerlei Kontrolle des Bewusstseins unterliegen? Die vom denkenden Bewusstsein ausgehende Autosuggestion stellt eine starke Kraft dar, die einen wirksamen Einfluss auf die Funktionen des Körpers, einschließlich der Funktionen der inneren Organe, ausüben kann, eine Tatsache, die durch die Lebenspraxis und experimentell auch durch die Wissenschaft schon lange als bewiesen gilt.

Sind die Bewegungen des *zìfāgōng* spontan, können sie spontan sein? Man mache sich den oben beschriebenen Prozess noch einmal deutlich: Zuerst soll man sich ein am Steißbeinende befestigtes Pendel vorstellen und zugleich den Körper nach vorne, hinten, links und rechts bewegen. Entsprechend dieser Bewegungen wird auch das vorgestellte Pendel in Bewegung versetzt, was wiederum ein Pendeln des Körpers hervorruft. Hierdurch nun wird das „Qi zu Bewegung angeregt" und spontane Bewegungen können auftreten. Weiterhin wird gesagt, dass man „die Übung jederzeit abschließen und die Bewegung jederzeit anhalten kann". Ganz gleich nun unter welchem Aspekt man dieses Phänomen betrachtet, dem der „Widerspiegelungstheorie" des Nervensystems oder dem der „Rückkopplungstheorie" innerhalb mechanischer Automationssyteme: das Anfangsglied, bzw. der Ausgangspunkt bei der „spontanen Bewegung" kann nicht als spontan aufgefasst werden, sondern vielmehr handelt es sich dabei um einen komplexen, kontinuierlichen Prozess der Widerspiegelung (oder auch Rückkopplung), dem eine äußere Ursache, nämlich ein dem Übenden gegebenes, die Bewegung auslösendes Signal zugrunde liegt. Deshalb stellt das *zìfāgong* die in einem besonderen Zustand

5 „Zhanzhuang gong" (Stehen-wie-ein-Pfahl-Übungen), in: *Qigong de miaoyong (Die wunderbaren Wirkungen des Qigong)*, Peking, 1982, Bd. 2, S. 18.

6 Siehe Anm. 2.

auftretende Bewegung dar, die zum einen durch ganz bestimmte, im Inhalt sehr exakte und stark zielgerichtete „verbale Signale“, zum anderen durch intensive passive oder aktive Autosuggestion und zielgerichtetes psychisches und auf das Denken bezogenes Training entsteht. Hierbei rufen Vorstellung und Sprache unter besonderen Voraussetzungen spezifische Wirkungen hervor. Allgemein gesprochen handelt es sich um eine im Qìgōng-Zustand durch Vorstellung und Sprache induzierte Bewegung. Aus diesem Grund bin ich der Auffassung, dass es sich beim Verlauf dieser Bewegung nicht um einen spontanen handelt, und diese Methode keine „Methode der Spontanbewegung“ ist, vielmehr die Bewegung eine im Prozess des Trainings von Vorstellung und Sprache auftretende, induzierte (hervorgerufene) Bewegung darstellt, somit diese Methode eigentlich eine „Methode der induzierten Bewegung“ ist. Manch ein Leser wird vielleicht entgegnen, dass das Problem der Bezeichnung und angemessenen Erklärung belanglos sei, solange Bewegung auftritt und sich eine therapeutische Wirkung zeigt. Ich denke, dies ist aber nur ein Aspekt. Ein anderer ist der, dass bei einer so energisch betriebenen und propagierten Methode Strenge in Bezug auf ihre Bezeichnung und Erklärung angebracht ist. Die hier vorgetragene Diskussion über den Begriff „Methode der Spontanbewegung“ ist gewiss kein rein terminologisches Problem. Die Bezeichnung einer Sache sollte soweit als möglich ihr Wesen widerspiegeln (oder sich diesem annähern), umso mehr gilt dies für Begriffe, die einer breiten Masse vermittelt werden sollen. Die Bezeichnung *zìfāgōng* berührt nicht nur die Frage, wie man zu einem Verständnis bereits vorhandenen Wissens über die grundlegenden Gesetzmäßigkeiten der Lebensvorgänge des menschlichen Körpers kommt, sondern auch die, wie nach noch nicht vorhandenen Wissensinhalten sowie über grundlegende philosophische Prinzipien (so z.B. die Beziehungen zwischen Wesen und Erscheinung, Materie und Geist, Ursache und Wirkung, Denken und Sein, Bewusstsein und Handeln, Psyche und Physis) zu forschen ist. Dieses Problem wird im Folgenden im Zusammenhang mit den entsprechenden Fragestellungen zu behandeln sein.

KAPITEL 5

Führt das „*zìfāgōng* 自發功“ zur spontanen Beherrschung der Kampfkunst und des Spiels der 5 Tiere?

In einem der vorangehenden Kapitel wurde ja bereits ein Abriss der Entwicklung des *zìfāgōng* 自發功 gegeben; auch hat der Autor seine Ansicht vorgetragen, nach der es sich bei dieser Methode nicht um spontane, sondern vielmehr um induzierte Bewegung handelt. Es gibt nun auch Arbeiten, in denen die Auffassung vertreten wird, dass beim *zìfāgōng* nicht nur spontane Bewegung auftritt, sondern diese Methode auch dazu führt, dass Menschen, die weder Kampfkünste noch das Spiel der 5 Tiere beherrschen, diese „spontan“ ausführen können. Durch solche Äußerungen wird das *zìfāgōng* noch mehr mystifiziert. Muss es den Menschen nicht als höchst geheimnisvoll erscheinen, wenn gesagt wird, dass das Üben dieser Methode zu einer spontanen Beherrschung der Kampfkünste und ebenso des Spiels der 5 Tiere führt? So wird in einem Bericht geschrieben, dass ein gewisser Zeitungsredakteur „...beim Praktizieren des *zìfāgōng* zahlreiche Kampfkunst-Bewegungen in anmutiger Form gezeigt hatte. Er selbst fand dies merkwürdig, hatte er mit so etwas nicht gerechnet, denn wie konnten diese Bewegungen auftreten, wenn er doch überhaupt keine Kampfkunst gelernt hatte?“[1] In der „Aufsatzsammlung“ sind unter der Überschrift „Beim *zìfāgōng* treten ganz unterschiedliche, außergewöhnliche Bewegungen auf“ zahlreiche Fotos abgebildet. Man wird gewiss fragen, warum jemand, der keinerlei Übung in den Kampfkünsten hat, diese nach dem *zìfāgōng* spontan beherrscht. So ist annähernd überall in dem Sonderband zu lesen, dass diese Methode „spontan“ ist, „nicht eine einzige Bewegung fehlen darf“[2] und die Bewegung „keiner subjektiven Kontrolle unterliegt;“[3] hiermit soll belegt werden, dass beim *zìfāgōng* eine Steuerung durch das Bewusstsein nicht stattfindet. Im Rahmen der Diskussion dieser Frage werden wir diesen Punkt in einfacher Form analysieren.

---

1 Yu Xin, „Zifa gong shi gaoming de yisheng“ (Das *zifagong* ist ein weiser Arzt), in: *Qigong de miaoyong (Die wunderbaren Wirkungen des Qigong)*, Peking, 1982, Bd. 2, S. 48.

2 Bao Zhong, „Hexiang zhuang Qigong jijianshen you yangxin“ (Das Kranich-Qigong fördert die Gesundheit und nährt den Geist), in: *Tiyu bao* (Sport-Zeitung) vom 1.2.1982.

3 Zhuo Zuhan, „Qingkong yihe pai yunshang“ (Über den Wolken kreist ein Kranich), in: *Qigong de miaoyong (Die wunderbaren Wirkungen des Qigong),* Peking, 1982, S. 29.

Ich bin der Auffassung, dass die „Spontanbewegung“ eine besondere Form der Bewegung von Rumpf und Gliedmaßen darstellt, die während des Qìgōng 氣功-Zustandes auftritt. Der Grund, warum sie als eine „besondere“ Form der Bewegung bezeichnet wird, ist der, dass sie, im Qìgōng-Zustand auftretend, sich von den Bewegungen der Gliedmaßen und des Rumpfes in einem anderen Zustand unterscheidet. Im Qìgōng-Zustand zeigen die Funktionen des Körpers zahlreiche Besonderheiten; eine davon (zugleich eine der wichtigsten und grundlegendsten) ist die, dass die Großhirnrinde sich in einem spezifischen Zustand der Ruhe (einem optimalen Zustand der Klarheit) befindet, der sich auch beschreiben lässt als spezifischer Ruhezustand bei gleichzeitiger Wachheit oder als spezifischer Zustand der Wachheit bei gleichzeitiger Ruhe. Hierbei befinden sich die Funktionen der Großhirnrinde in einem Prozess des Überganges vom Wach- in den Schlafzustand (von Erregung zu Hemmung/Kontrolle), wobei durch eine aktive Kontrolle ein gewisser Abstand sowohl vom Schlaf- als auch vom Wachzustand beibehalten wird. Der Zustand des In-die-Ruhe-Tretens wird dann von Qìgōng-Meistern auch beschrieben als ein Zustand „scheinbarer“ Wachheit und „scheinbaren“ Schlafens, da er sich vom gewöhnlichen Schlaf wie auch von gewöhnlicher Wachheit unterscheidet. Befindet sich jemand während des Übens in einem gewöhnlichen Wachzustand, so ist er nicht in die Ruhe getreten. In diesem Zustand wird das Üben zwar auch therapeutisch und gesunderhaltend wirken, doch kann sich die Wirkung des In-dieRuhe-Tretens nicht entfalten. Gleiches gilt auch, wenn jemand während des Übens einschläft, wodurch ja die Übung unterbrochen wird. So gilt es, beim Üben unbedingt Benommenheit und ein Einschlafen zu vermeiden. Die sogenannte „Spontanbewegung“ stellt eine Form von Bewegung dar, wie sie eben in diesem Zustand des In-die-Ruhe-Tretens (auch scheinbarer Schlafzustand genannt) auftritt. Auf den oben erwähnten Fotos der spontanen Kampfkunstübungen ist zu erkennen, dass die Übenden bereits in einen gewissen Qìgōng-Ruhezustand eingetreten sind, andernfalls würden derartige Bewegungen nur schwerlich auftreten. Doch der Aspekt des „Spontanen“ bei dieser Kampfkunst bedarf durchaus einer weiterführenden Erörterung. Natürlich ist es möglich, dass der Übende „nie zuvor Kampfkunst praktiziert hat“. Doch verhält es sich bezüglich des Erwerbs von Wissen ja so, dass das durch eigene Erfahrung gewonnene Wissen nur einen kleinen Teil ausmacht; der weitaus größere Teil wird indirekt vermittelt (durch die Vorfahren, durch Unterricht, Bücher etc). Beide Formen des Wissens, das direkt erworbene und das indirekt vermittelte, verbleiben im Großhirn als Erinnerung (werden als Informationen gespeichert), um dann unter bestimmten Voraussetzungen in unterschiedlicher Form reproduziert zu werden. Hierin besteht ja die Funktion des gesprochenen und des geschriebenen Wortes, der Psyche, des Bewusstseins, des Denkens usw. Mit dem Ausspruch „Das gesamte Üben ist abhängig vom Bewusstsein" beschreiben Qìgōng-Meister die Funktion von Psyche und Bewusstsein innerhalb der Übungspraxis. Wenn dieses Diktum hier erwähnt wird, dann deshalb, weil es vielleicht bei der Erklärung des oben beschriebenen Phänomens hilfreich sein kann. Bei einem Erwachsenen z. B., der nie Kampfkunst praktiziert hat, mag es sich so verhalten, dass seine Vorstellung von Kampfkunst entweder aus der eigenen Übungspraxis herrührt oder aber eine durch Vorführungen, Fernsehen, Bilder, Theater, Film, Radio oder Literatur vermittelte ist. All diese Medien hinterlassen in den entsprechenden Bereichen der Großhirnrinde mehr oder weniger starke Eindrücke (Erinnerung). Treten nun im Qìgōng-Ruhezustand Bewegungen auf, so breiten sich die Reizwellen vom motorischen Zentrum in die erwähnten Bereiche der Großhirnrinde aus, die dort bezüglich der Kampfkunst gespeicherten *Informationssequenzen* werden aktiviert und kommen in entsprechenden, mit der Kampfkunst in Beziehung stehenden Bewegungen zum Ausdruck. Für einen Erwachsenen, der, wie es ja heutzutage der Fall ist, einer großen Fülle von Informationen aus ganz unterschiedlichen Quellen ausgesetzt ist, wird es nahezu unmöglich sein, sich der Aufnahme solcher indirekt vermittelter Informationen zu verschließen. Aufgrund unterschiedlicher Faktoren – Eigenheiten eines jeden Übenden, unterschiedliche Aufnahme von Informationen bezüglich der Kampfkunst, andersartige Eindrücke und Assoziationen, nichtidentische Qìgōng-Ruhezustände – werden auch die auftretenden Kampfkunstbewegungen sich in bezug auf Form und Struktur voneinander unterscheiden. Da es sich beim Qìgōng-Ruhezustand um einen Zustand gleichsam zwischen Schlaf und Wachsein handelt, weisen die in Erscheinung tretenden Phänomene mehr oder weniger Ähnlichkeit (mit Kampfkunstformen) auf, wobei es natürlich durchaus möglich ist, dass sich in diesem Zustand Bewegungen mit hohem Schwierigkeitsgrad und anmutige Haltungen zeigen. Wenn dem auch so ist, so kann doch die „induzierte Bewegung" (*yòufā yùndòng* 誘發運動) ein spezielles Training keineswegs ersetzen. *Doch vermag eine Kombination von beiden – speziellem Training und induzierter Bewegung – das Trainingsniveau zu erhöhen und seinen Verlauf zu beschleunigen; dies ist ein Aspekt, der entsprechende Beachtung finden sollte.*

In einigen Aufsätzen ist davon die Rede, dass sich beim *zìfāgōng* auch „spontan" Formen des Spiels der 5 Tiere zeigen können, was für viele geradezu unvorstellbar ist. Hierzu heißt es in einem Artikel: „Beim spontanen Spiel der 5 Tiere praktiziert der Übende zunächst Ruheübungen, um das innere Qì 氣 zu bewegen; erreicht die Ruhe ihren äußersten Punkt, so entsteht [innere] Bewegung, die eine äußere Bewegung herbeiführt, in der spontan dem Tiger, dem Bären, dem Hirschen, dem Vogel und dem Affen ähnelnde Laute, Mimik und Bewegungen zum Ausdruck kommen"; weiter heißt es, dass, wenn die Übung ein bestimmtes Maß erreicht hat, „unwillkürlich äußere Bewegungen entstehen können ... Zunächst sind die Bewegungen ohne jede Regelmäßigkeit; diese zeigt sich jedoch in bestimmtem Maße nach einer längeren Übungspraxis. Spontan können solche Phänomene auftreten wie Klopfen, Massage, Pressen von Akupunkturpunkten und Bewegungen, die dem *tàijí quán* 太極拳 oder anderen Formen der 'Inneren Schule' gleichen; möglich ist auch, dass gewohnheitsmäßige Bewegungen gemacht werden oder solche, wie sie Gymnastik, Kampfkunst, Tanz u. a. kennen. Diese Bewegungen sind sehr vielgestaltig, sie können langsam oder schnell, hart oder weich sein. Zuweilen mag ein Übender fortgesetzt hüpfen und springen oder Purzelbäume schlagen oder auch plötzlich und spontan Bewegungen ausführen, die ihm normalerweise aufgrund ihres Schwierigkeitsgrades oder infolge einer krankheitsbedingten Einschränkung nicht gelingen. Es mögen sich spontan Haltungen, Bewegungen oder Laute des Tigers, des Bären, des Hirsches, des Vogels und des Affens zeigen. Diese Bewegungen, einschließlich die der 5 Tiere, sind bei den einzelnen Übenden ganz verschieden, so dass es keine festgelegten Formen gibt. Worin aber weitgehend Übereinstimmung besteht, ist, dass sich bei der Tigerform die Finger zu einer Tigerpranke krümmen, die Laute ‚hu-hu' ausgestoßen und Bewegungen des Beutegreifens in der Art eines Tigers ausgeführt werden."[4] Aus dem Zitat wird ersichtlich, dass beim Praktizieren dieser Qìgōng-Methode nicht nur spontan „äußere Bewegung", sondern auch spontan das „Spiel der 5 Tiere" auftreten kann.

Freilich ist auch erkennbar, dass der durch Sprache und Schrift vermittelte Inhalt absolut eindeutig, konkret und stark zielgerichtet ist, so dass im Grunde keine Formulierung in irgendeiner Form als zweideutig oder vage erscheint, was uns zu der Ansicht führt, dass es sich nicht um etwas Spontanes handelt.

---

4 Liang Shifeng, „Zifa wuquinxi" (Das spontane Spiel der 5 Tiere), in: *Qigong zazhi* (Zeitschrift für Qigong) 2., 1982.

Jemandem, der Berichte über diese Methode liest oder aber an einem Unterricht teilnimmt, werden ja Informationen vermittelt, die besagen, dass „spontan“ äußere Bewegung auftreten kann, dass (dieses Auftreten von) Bewegung einer zwangsläufigen Gesetzmäßigkeit entspricht, sich somit notwendigerweise früher oder später zeigen muss. Weiter wird gesagt, dass spontan das „Spiel der 5 Tiere“ in Erscheinung treten kann, was ja nichts anderes darstellt als ein weiteres, in noch stärkerem Maße zielgerichtetes Signal. Dieses Signal heißt „Spiel der 5 Tiere“ und nicht etwa Spiel der 4 oder 6 Tiere, so dass die Bewegungen dann auch der 5, und nicht der 4 oder 6 entsprechen. Ein drittes stark zielgerichtetes Signal in dieser Aussage ist der Hinweis, dass es sich um das Spiel von 5 bestimmten Tieren, nämlich Tiger, Hirsch, Bär, Affe und Vogel, nicht etwa Tiger, Hirsch, Bär, Affe und Pferd oder Rind, handelt. Diese Signale sind überaus konkret und mitnichten „spontan“. Die Beschreibung, dass „bei der Hirschform die Finger die Gestalt eines Hirschgeweihes bilden, der Übende die Hände seitlich über den Kopf nach oben streckt und für den Hirschen typische Sprung- und Laufbewegungen macht“ (siehe vorige Anmerkung), stellt ein viertes, ebenfalls sehr konkretes Signal dar. So ist dieses „Spiel der 5 Tiere“ nicht „spontan“, sondern durch die zielgerichtete Vorstellungskraft induziert. Darüber hinaus gibt es noch eine ganze Reihe weiterer konkreter Signale in Form von Übungsvorgaben, z. B.: Geübt wird das spontane Spiel der 5 Tiere, diese Methode wird in der und der Weise praktiziert, es gibt die folgenden Prinzipien und Punkte, auf die es zu achten gilt, und die Reihenfolge entspricht der gegenseitigen Hervorbringung oder Bezwingung der 5 Wandlungsphasen. All dies weiß der Übende und muss er während des Übens auch beachten. Ist es bei diesen Voraussetzungen noch angemessen, von einem spontanen Spiel der 5 Tiere zu sprechen, und entspricht diese Bezeichnung der konkreten Übungspraxis? Es muss gefragt werden, welche Auswirkungen es auf das Verständnis bezüglich dieser Methode, auf die gesunde Entwicklung des Qìgōng in seiner Anwendung als Therapie und zur Vorbeugung von Krankheiten haben muss, wenn diese schlichte, auf eine lange Überlieferung zurückblickende und von ihrem Wesen her als „induzierte Bewegung“ (*yòufā* 誘發) zu klassifizierende Übungsform nun mit dem Begriff „spontan“ belegt wird, ihr spontaner Charakter in besonderem Maße betont wird, sie als solche weitläufig verbreitet und gefördert wird, was unbewusst zu Entstellungen und Übertreibungen führt, so dass gar behauptet wird, in einem fortgeschrittenen Übungszustand könne man Erleuchtung erlangen; der wahre Geist befreie sich, und so wisse man nicht nur um Vergangenes, sondern auch um Zukünftiges.

KAPITEL 6

Die Funktion des Bewusstseins im Zusammenhang des „*zìfāgōng* 自發功"

Die oben beschriebenen Phänomene des Qìgōng 氣功, insbesondere der Methoden der Spontanbewegung, der spontanen Kampfkunst und des spontanen Spiels der 5 Tiere, lassen sich nicht von der Funktion des Bewusstseins während des Übungsvorganges trennen. Die verschiedenen Äußerungen von Qìgōng-Meistern, dass „das gesamte Üben abhängig ist vom Bewusstsein", dass „die Bewegungen der Gliedmaßen bestimmt werden von der inneren Bewegung im Geist", und dass „Bewusstsein und Qì 氣 dem Herrscher, Knochen und Muskeln den Ministern vergleichbar sind", verdeutlichen die wichtige Funktion, die den Bewusstseinsaktivitäten (Psyche, Bewusstsein, Vorstellung) in der Übungspraxis zukommen. Bei einem normalen Menschen geschieht jede Form von Übung (das Üben unterschiedlicher Qìgōng-Methoden eingeschlossen) unter dem Einfluss und der Kontrolle des Bewusstseins (im Qìgōng auch als *yìniàn* 意念 – Vorstellung, Vorstellungskraft – bezeichnet), wobei lediglich die Formen, in der dieser Einfluss ausgeübt wird, sich voneinander unterscheiden. Die sogenannte Methode der Spontanbewegung, das „keiner subjektiven Kontrolle unterliegt"[1], ist im Grunde nicht spontan, denn bei ihr kommt dem Bewusstsein eine entscheidende Funktion zu (siehe z.B. die Vorstellung eines am Steißbeinende hängenden und sich bewegenden Pendels). Gleiches gilt auch für die spontane Kampfkunst und das spontane Spiel der 5 Tiere, bei denen die Bewegungen durch den intensiven Einfluss des Bewusstseins im Übungszustand induziert werden. Um die Erörterung dieses Problems zu erleichtern scheint es angebracht, in Kürze einige gesicherte Erkenntnisse und Grundkonzepte der Physiologie ins Gedächtnis zu rufen.

Die sogenannte Spontanbewegung stellt eine Form von körperlicher Bewegung dar; diese Bewegung vollzieht sich durch Zusammenziehung und Dehnung der Muskeln als Reaktion des Organismus auf externe oder interne Reize, wobei eine solche Reaktion in Form von Reflexbewegungen geschieht

1 Siehe Zhuo Zuhan, „Qingkong yihe pai yunshang" (Über den Wolken kreist ein Kranich) in: *Qigong de miaoyong (Die wunderbaren Wirkungen des Qigong),* Peking, 1982, Bd. 2, S. 29.

(z.B. beim Schlagen nach einer Mücke, beim Gehen, Laufen, Treppensteigen, Boxen, bei Gymnastik usw.). Der Ablauf einer solchen Reflexbewegung lässt sich anhand des sogenannten Reflexbogens schematisch erklären. Dabei spielen fünf Elemente bzw. Abläufe eine wichtige Rolle: Rezeptoren (die Reize in Nervenimpulse umwandeln), sensible, efferente Nerven (die Reizsignale zum Zentralnervensystem weiterleiten), das Zentralnervensystem (das, aus verschiedenen Systemen bestehend, die aufgenommenen Signale analysiert, zusammenfasst und bearbeitet), den motorischen efferenten Nerven (welche die vom Zentralnervensystem ausgesandten Signale zur Peripherie leiten), und den Effektoren (die diese Signale in Wirkung umsetzen).

Der Reiz eines Rezeptors, z.B. die Dehnung einer Muskelspindel, wird in einen Nervenimpuls umgewandelt und führt zur Erregung von rasch leitenden Nervenfasern, die durch die hintere Wurzel ins Rückenmark geleitet werden (afferentes Neuron). Dort wird die Erregung über eine Synapse auf ein zweites Neuron umgeschaltet, das die Erregung vom Zentrum weg über die vordere Wurzel (efferentes Neuron) zum Muskel leitet und dort eine Kontraktion des Muskels auslöst. Dieser Eigenreflex wird auch monosynaptischer Reflex genannt, weil nur eine Synapse beteiligt ist, d. h. Reiz und Reizantwort liegen im gleichen Rückenmarkssegment. Dieses Reflexsystem dient dazu, die Muskellänge den Haltungs- und Bewegungsvorgängen anzupassen.

Rezeptoren außerhalb der Muskulatur in anderen Organen, besonders in der Haut und dem Gleichgewichtsorgan, also in „muskelfremden" Organen, spielen ebenfalls eine wichtige Rolle bei der Regelung der Motorik. Es handelt sich auch um Reflexe, die Fremdreflexe oder auch polysynaptische Reflexe genannt werden. Hierbei geht die Erregung von z.B. einem Hautrezeptor aus, wobei Druck, Temperatur oder Schmerz reizauslösend sein können. Im Rückenmark erfolgen Umschaltungen (Synapsen) vom afferenten zum efferenten Neuron über mehrere Zwischenneurone. Die Effektoren können z.B. Muskeln, Drüsen oder Eingeweide sein.

Das Nervensystem wird unterteilt in das periphere Nervensystem und das Zentralnervensystem (ZNS). Dieses umfasst das Gehirn, Kleinhirn und das Rückenmark. Eine grundlegende Form der Aktivität dieses Nervensystems stellt die Reflexbewegung dar, wobei man zwischen bedingten und unbedingten (angeborenen) Reflexen unterscheidet. Bei letzteren handelt es sich um solche Reflexe, die der Mensch von Geburt an besitzt (z.B. der Saugreflex bei einem Säugling); bedingte Reflexe bilden sich im Verlauf des Lebens unter bestimmten Bedingungen heraus, und zeichnen sich durch eine größere Vielfalt, Wandelbarkeit, Anpassungsfähigkeit und Formbarkeit aus.

Ein bedingter Reiz kann sich herausbilden und ebenso auch verschwinden. Wenn wir beispielsweise über einen längeren Zeitraum in einem Raum mit einer hohen Türschwelle wohnen, so entsteht ein bedingter Reflex des Türschwellen-Übersteigens, der jedesmal an der Schwelle zur Bewegung des Übersteigens führt; nach dem Umzug in ein schwellenloses Haus wird man beim Hinein- und Hinausgehen die nun freilich sinnlose Handlung des Übersteigens ausführen, da sie zu einer Gewohnheit geworden war (d. h. der bedingte Reflex hat sich verfestigt). Nach längerer Zeit wird sie aus dem Grunde unterbleiben, weil der früher ausgebildete bedingte Reflex verschwindet. Gewohnheit und bedingter Reflex stellen eine Form von Kraft dar; ihr Herausbilden und Verschwinden ist ein prozesshaftes Geschehen, deshalb ist gerade der bedingte Reflex von umfassender und äußerst wichtiger Bedeutung für den Menschen.

In Bezug auf die bedingten Reflexe des Menschen lassen sich zwei Kategorien von Stimuli unterscheiden. Bei der ersten Kategorie handelt es sich um unbedingte Reize, z.B. konkrete Signale wie der Anblick von Nahrung, Töne, Licht, Geruch, Geschmack und Berührung. Unbedingte Reize wirken beim Menschen und Tier in gleicher Weise. Der Anblick von Nahrung etwa kann Speichelfluss auslösen. Die zweite Kategorie von Stimuli, die bedingten Reize, sind gleichsam Signale von Signalen. Ein neutraler Reiz, der wiederholt mit dem unbedingten Reiz gepaart wird, übernimmt dessen Fähigkeit, eine Reaktion hervorzurufen und er wird dann zum bedingten Reiz. So stellt der Anblick von sauren Pflaumen ein Signal dar, das Lesen oder Hören des Wortes „saure Pflaumen" oder auch der Gedanke daran bilden Signale von Signalen, also bedingte Signale. Sprache, Schrift und Gedanken abstrahieren und fassen die Phänome der Wirklichkeit zusammen, sie sind Signale der zweiten Kategorie. Die Ausbildung und Entwicklung bedingter Signale, die auf der Fähigkeit zur Abstraktion beruhen (Sprache,Schrift) stellt eine sprunghafte und wesensmäßige Veränderung in Bezug auf das bedingte Reflexverhalten des Menschen dar und ist u. a. eine wesentliche Grundlage für das abstrakte Denkvermögen.

Die Fähigkeit, auf bedingte Reize (Reize der zweiten Kategorie) zu reagieren, beginnt sich in den ersten Lebensmonaten herauszubilden. Unter der Voraussetzung eines normalen Kontaktes zu den Personen seiner Lebensumgebung, lernt der Säugling, durch Nachahmung Wörter miteinander zu verknüpfen, wobei sich die Fähigkeit der Artikulation zunächst einfacher Worte (wie Mama, Papa etc.) sich durch häufiges Wiederholen festigt. Zu diesem Zeitpunkt vermag er, die Lautung bestimmter Worte mit Eigenschaften spezifischer Gegenstände oder mit Phänomenen zu verknüpfen, wodurch die Aktivitäten des bedingten Reizes initiiert werden. Bei einem einjähriges Kleinkind beginnen die zu den unbedingten Reizen gehörenden, rein akustischen Signale der von ihm gelernten Worte sich in solche der zweiten Kategorie zu wandeln, d. h. in bestimmtem Maße wird die abstrakte Bedeutung von Wörtern mit konkreten Dingen verknüpft (z.B. Lampe, Tisch, Apfel etc.). Mit zunehmender Ausweitung der Lebensbereiche eines Menschen, u. a. durch die schulische Ausbildung und gesellschaftlichen Umgang, nimmt die Sprachbildung an Umfang und Intensität zu, wodurch die intellektuellen Fähigkeiten bis hin zum abstrakten Denken entwickelt werden. Ein Arzt der TCM z.B. absolviert 4 - 6 Jahre Studium, in dessen Verlauf der Student sich die vielfältigen Inhalte, die Sprache und Denkstrukturen des Faches aneignet. Die Ausbildung von Sprache und Denken und die Aneignung von Wissen stellen einen langwierigen, tiefgreifenden und komplizierten Prozess dar; so kann man sagen, dass die intellektuellen Fähigkeiten eines Menschen in direktem Verhältnis zu seiner Beherrschung von Sprache in Umfang und Intensität stehen, d. h. , je umfangreicher und tiefgründiger die Sprachkenntnisse sind, desto größer und leistungsfähiger sind auch die intellektuellen Fähigkeiten und kreatives Denken.

Was hat all dies nun mit der Qìgōng-Übungspraxis zu tun? Allgemein bekannt ist das Diktum von Qìgōng-Meistern, wonach „das gesamte Üben von Geist und Bewusstsein abhängig ist“. Wie ist das zu verstehen, bzw. welche Bedeutung kommt hier den Begriffen Geist und Bewusstsein zu? *Xīn* 心 bezeichnet die geistigen Aktivitäten, d. h. nach allgemeinem (nicht speziellem, verengendem) Verständnis der Begriffe Bewusstsein und Denken; *yì* 意 bedeutet Bewusstsein und Vorstellungskraft. Beide Begriffe werden hier also ihrer Bedeutung nach nicht absolut voneinander abgegrenzt.

Geistige Aktivität stellt eine Funktion des Großhirns dar, Bewusstsein und Denken bilden eine höhere Form dieser Aktivität. „(Bewusstsein) ist weder das direkte Spiegelbild der objektiven Welt in seiner Wirkung auf die Sinnesorgane des Subjektes, noch handelt es sich um eine allgemeine Reaktion des Subjektes auf Reize der Außenwelt, sondern stellt die leitende geistige Aktivität dar, der eine vermittelnde Funktion beim Prozess der Umwandlung von äußerlichen Signalen zu Handlungen des Subjektes zukommt. Dem

Bewusstsein kommt eine steuernd-kontrollierende Funktion gegenüber den anderen geistigen Aktivitäten (wie z.B. Reflexion, Analysieren) zu."[2]

Eine wichtige Rolle spielen in diesem Zusammenhang die Grundüberzeugungen und -vorstellungen eines Menschen: sie wirken gleichsam wie ein „Filter", den die aufgenommenen objektiven Stimuli passieren, um dann eine bewusste, zielgerichtete und konkrete geistig-psychische Aktivität hervorzurufen. Jemand, der beispielsweise nicht an die Existenz von Geistern und Dämonen glaubt, wird selbst durch eine „wissenschaftliche Beweisführung" nicht leicht vom Gegenteil zu überzeugen sein; andererseits wird dem Geistergläubigen ohne große Schwierigkeiten die feste Überzeugung zu vermitteln sein, dass ein mit „außergewöhnlichen Übungsfähigkeiten" begabter Mensch in der Lage ist, Geister und Dämonen zu sehen; auch wird er das Vorhandensein solcher „Fähigkeiten" nicht in Frage stellen. Hier wie dort zeitigen die grundlegenden Überzeugungen und Vorstellungen des Betreffenden eine entsprechende Wirkung. Solche Überzeugungen, die richtig oder falsch sein können, lassen sich nur schwer ändern, nachdem sie sich herausgebildet haben; sie werden zu einer, das eigenen Verhalten anleitenden und bestimmenden Kraft.

Von besonderer Bedeutung ist das Bewusstsein für die Lebensaktivitäten und Handlungen des Menschen; die unterschiedlichen geistigen und körperlichen Aktivitäten werden sämtlich vom Bewusstsein kontrolliert. Normen des Denkens und Handelns eines Menschen sind Ausdruck dieser Kontrollfunktion des Bewusstseins. Gleiches gilt nun auch für die Übungspraxis, wenn es z.B. um solche Fragen geht wie „Welche Übungsform ist in meinem Zustand die angemessene?", oder „Welche Theorie soll ich bei dieser Vielfalt divergierender Ansichten meiner Übungspraxis zugrunde legen?". Jemand, der beispielsweise Qìgōng praktiziert und der festen Überzeugung ist, dass „kleine Bewegung besser als große, keine Bewegung besser als kleine Bewegung ist, und erst das Nicht-Bewegen die eigentliche Bewegung darstellt", dass „äußere Bewegung eine Abweichung ist", der wird beim Üben aufrecht, hochragend und erhaben stehen wie eine uralte Kiefer, der wird sich selbst als eine immergrüne, von Lebenskraft erfüllte Kiefer wahrnehmen, und nicht in unaufhörliche, nach allen Seiten sich ausbreitende, sämtliche

2 Su Changjun, *Jichu xinlixue jianghua (Grundlagen der Psychologie),* Peking: Renmin cbs, 1982, S. 109.

Gliedmaßen erfassende Bewegung verfallen. Anders verhält es sich freilich bei dem, der fest daran glaubt, dass „eine Bewegung sämtliche Krankheiten vertreibt" und „äußere Bewegung eine notwendige Gesetzmäßigkeit darstellt"; kommt zudem noch die „Vorstellung von einem Pendel" hinzu, so wird hierdurch ganz sicher auch Bewegung ausgelöst. Die Überzeugung des Übenden, dass (die Bewegungen) „keinerlei bewussten Kontrolle unterliegen" und „völlig spontan" sind, dass „je mehr Bewegung auftritt, desto besser" und „bei der Bewegung darf nicht eine einzige fehlen", wird dazu führen, dass sich bei dem Betreffenden große Bewegungen einstellen, die kein Ende nehmen: er beugt und krümmt sich nach allen Seiten, weint und lacht zugleich, schlägt Purzelbäume, hüpft und springt ... Diese Phänomene treten infolge der Absenz einer bewussten Kontrolle auf bzw. stellen sie das notwendig durch die Zielgerichtetheit des Bewusstseins des Übenden herbeigeführte Resultat dar. Ist es aber, so ist zu fragen, bei einem normalen Menschen möglich, dass bei einer normalen Übungstätigkeit diese vollkommen spontan ist und keinerlei Kontrolle durch das Bewusstsein unterliegt?

Vom Standpunkt der Kybernetik aus betrachtet, stellt der menschliche Organismus ein vielschichtiges, multifunktionales Regulationssystem dar, in dem das Großhirn, der oberste Bereich des ZNS, als Hauptspeicher aller Signale und Informationen fungiert. Die komplex strukturierte Großhirnrinde bildet das oberste Zentrum für die Steuerung der gesamten psychisch-geistigen und physiologischen Funktionen des Organismus, ein Faktum, dem die TCM in seiner Bezeichnung als „Herrscher" Rechnung trägt (vgl. den in der westlichen Medizin gebrauchten Ausdruck „oberste Kommandozentrale").

Die Zellen des Großhirns sind multifunktional, da sie aus Bausteinen bzw. Zellen unterschiedlichen Typs bestehen, die auch unterschiedliche Funktionen erfüllen. Jede einzelne Zelle vermag Signale zu speichern und an andere Zellen weiterzuleiten. Wie in einer großen Schaltzentrale werden ein- und ausgehende Signale analysiert, zusammengefasst und bearbeitet. Diesen Prozess, in den eine ungeheure Menge von Bausteinen involviert sind, bezeichnen Physiologen als „unstetes Mosaik".

Die Diskussion über die „Spontanmethoden" macht es notwendig, einen Blick auf das menschliche Gedächtnis und seine Funktion zu werfen. Das Gedächtnis (*jìyì* 記憶) besteht aus den „Spuren" (*hénjì* 痕跡), welche die Widerspiegelung unzähliger Signale der Außenwelt im Großhirn zurückgelassen hat, und deren

„Vergegenwärtigung“ (*zàixiàn* 再現). Die Spuren (oder „Eindrücke“, *yìnxiàng* 印象) der Signale werden als *jì* 記 (Einprägung, Aufzeichnung) bezeichnet; *yì* 憶 (sich erinnern) ist der Vorgang der Vergegenwärtigung (oder auch des In-das-Gedächtnis-Zurückrufens) der früher gespeicherten Spuren. Eine zentrale Funktion spielt das Gedächtnis beim Erwerb und der Weiterentwicklung von Wissen.

Den Ursprung des Gedächtnisses als einer Funktion des Großhirnes bilden die Signale der Außenwelt. Sämtliche Dinge, mit denen wir durch die Sinnesorgane in Kontakt kommen, werden im Gedächtnis gespeichert. Dies geschieht in unterschiedlichen Abstufungen: ob eine Erinnerung tief oder nur oberflächlich ist, hängt von der Intensität eines Eindruckes ab, oder wird bestimmt durch Häufigkeit bzw. Wiederholung (beim Lernprozess beispielsweise). So betrachtet lässt sich dieser Vorgang auch als eine Form des Trainings oder Drills verstehen.

Eindrücke und Erinnerungen vermitteln sich dem Menschen auf vielfältigen Wegen. Nehmen wir die Kampfkunst und das Spiel der 5 Tiere als Beispiel: ein erwachsener Stadtbewohner mag sich nie praktisch mit der Kampfkunst beschäftigt haben, doch wird es unwahrscheinlich sein, dass diese ihm im Verlaufe seines Lebens nicht begegnet ist, nämlich in Form von Vorführungen, Bildern, Opernaufführungen, Fernsehsendungen, Zeitschriften und Romanen, wobei gerade literarische Darstellungen sehr lebendig und packend sein können. Ähnliches wird für das Spiel der 5 Tiere gelten, eine aus dem Altertum überlieferte Übungsform zur Gesunderhaltung und Therapie von Krankheiten, die auf der Nachahmung der Bewegungen von Tiger, Hirsch, Bär, Affe und Vogel (Kranich) basiert. Diese Tiere, die jedem Menschen vertraut sind, werden konkret und unmissverständlich benannt; ihre Bezeichnung ist sprachlich und somit als Signal so eindeutig, dass sie bei jedem Menschen auch eine entsprechende, d.h. exakte Vorstellung hervorruft. Im Altertum wurde diese Übungsform als „Nachahmung der äußeren Erscheinung und Darstellung der Gestalt“ (*zhuāng xíng yǎn xiàng* 裝形演象) bezeichnet; „es soll nicht nur Ähnlichkeit in der äußeren Form, sondern mehr noch im Wesen erzielt werden“. Wenn das Spiel der 5 Tiere spontan ist, warum treten dann nicht 6 oder 4 Tiere, sondern unbedingt 5 in Erscheinung? Warum, so ist weiter zu fragen, sind es die 5 oben genannten Tiere, und nicht etwa Tiger, Hirsch, Bär, Affe und Pferd? Der Grund ist der, dass durch das Bewusstsein des Übenden das Darzustellende, nämlich die 5 Tiere, vorgegeben ist, so dass auch nichts Anderes in Erscheinung tritt. Dies geschieht also nicht spontan, sondern vielmehr übt hier das Bewusstsein eine Kontrolle aus. Die Bewegungen bei den in ihrer Beschreibung so geheimnisvoll anmutenden und sich (angeblich) jeder Kontrolle entziehenden „Spontanmethoden“ werden vom Übenden wahrgenommen und lassen sich auch vollständig kontrollieren; genau das ist doch wohl gemeint, wenn es heißt „will man sich bewegen, so entsteht Bewegung, will man in Ruhe verweilen, so tritt Ruhe ein“, und „dem eigenen Willen folgen, ohne die Regeln zu übertreten“. Freilich ist diese zutreffende Auslegung weitaus weniger geheimnisvoll und gibt weniger Anlass zu Erstaunen und Bewunderung; doch ist man sich der (bereits dargelegten) Folgen bewusst, die aus einer unkritischen Übernahme der oben beschrieben Ansichten („spontan, sich jeder Kontrolle entziehend“) resultieren können?

Zwei Formen der Erinnerung lassen sich unterscheiden: eine aktive und eine passive. Die aktive Erinnerung kreist um ein spezifisches Thema; bei den unterschiedlichen Übungsformen beispielsweise – Gymnastik, Kampfkunst, 8 Brokate, Spiel der 5 Tiere usw. – bilden die festgelegten Bewegungsabfolgen das Thema. Passive Erinnerung, die ebenfalls auf dem bereits entwickelten Gedächtnis basiert, wird durch bestimmte Situationen ausgelöst, ist durch Beliebigkeit gekennzeichnet, doch vollzieht auch sie sich unter der Leitung und Kontrolle des Bewusstseins.

Erinnerungen sind auch Ausgangspunkt für die unterschiedlichen Formen der Assoziation als eine nach den Gesetzmäßigkeiten von Ausbreitung und Konzentration funktionierende höhere geistige Aktivität. In diesem Zustand können „besondere“ Bewegungen auftreten. In Kapitel 2 wurde ja bereits das Beispiel einer solcherart „plötzlich einsetzenden, unkontrollierbaren Bewegung“ angeführt, die der als „Wŭsōng 武松 befreit sich von seinen Handfesseln“ bezeichneten Faustkampftechnik ähnelte, und „ein klatschendes Geräusch wie bei einem plötzlichen Regenschauer“ hervorbrachte.[3] Derartige Phänomene müssen notwendigerweise geheimnisvoll und erstaunlich anmuten. Dieses Beispiel lässt den Schluss zu, dass der Übende mit Sicherheit diese Form des „Wŭsōng befreit sich von seinen Handfesseln“ gesehen hat; egal nun, in welcher Weise dies geschehen ist, in seinem Gedächtnis wurde ein entsprechendes Signal (Information) gespeichert. Tritt der Übende

3 Jiang Weiqiao, *„Die chinesische Methode der Atmung und Ruhe zur Nährung der Lebenskraft“,* Shanghai, 1956, S. 20

nun in einer bestimmten Haltung (z.B. mit zusammengelegten Händen) in den Ruhezustand ein, in dem er bei der auftretenden äußeren Bewegung die Hände auch weiterhin fest zusammenhält, so löst diese Handhaltung in dem entsprechenden Bereich des Gehirns einen Reiz aus, der sich genau mit jener „Erinnerungsspur" der Wŭsōng-Form verbindet: augenblicklich assoziiert der Übende seine gegenwärtige Haltung und Bewegung mit eben dieser Form, worauf sich der Assoziationsreiz ausweitet und dieser Tendenz entsprechende Bewegungen hervorruft („gleichsam wie bei jemandem, der all seine Fertigkeiten zur Schau stellt, wirbelten und tanzten die Fäuste durch die Luft"). Assoziation und auch Musik können bei dieser Übungsform einen wirkungsvollen und intensiven Einfluss ausüben. So mag der Übende, in dessen Großhirnrinde auf den Tanz bezogene Signale gespeichert sind, während des Auftretens äußerer Bewegung zu tanzen beginnen, sobald er Tanzmusik hört oder entsprechende Assoziationen hat. Eine Arztkollegin, die 1959 bei uns ihren Dienst versah, konnte zwar selbst nicht tanzen, fand aber großen Gefallen an den ästhetischen und weit ausladenden Bewegungen des Tanzes. Die bei ihr auftretenden äußeren Bewegungen waren eben solche des Tanzes, so anmutig, harmonisch und natürlich ineinander übergehend, dass sie von den Zuschauern geradezu als künstlerischer Genuss empfunden wurden. Viele Kollegen erkundigten sich bei mir nach den Übungszeiten dieser Ärztin, da sie sich einen solchen Genuss nicht entgehen lassen wollten. Musik vermag einen Einfluss auf die Bewegungsqualität auszuüben. Wer z.B. Melodien wie den „Tanz im Regenbogenkostüm" oder „Mondnacht am Fluss im Frühling" besonders schätzt und ihren Rhythmus während des Übens vernimmt, dessen Bewegungen mögen dann dem Tanz von Genien gleichen oder auch dem Fluss eines Gewässers im Frühling ähneln, d. h. von Ruhe und Weichheit erfüllt sein. Was mag hingegen geschehen, wenn der Übende im Zustand äußerer Bewegung Rock and Roll Musik hört? Nun, ich denke, dass mit großer Wahrscheinlichkeit auch Rock and Roll Tanzbewegungen auftreten werden. In allen Fällen handelt es sich um das Ergebnis einer Induktion (*yòufā* 誘發), die zuweilen eine sehr intensive Wirkung entwickeln kann. Ich selbst verbinde auch gerne das Üben mit Musik, wobei ich für die unterschiedlichen Methoden verschiedene Melodien bevorzuge: für die Schwertformen sind es die „Drei Weisen über die Pfirsichblüte", beim Üben der Faustformen höre ich gerne das Lied „Ein Regeschauer geht nieder auf die Bananenstauden", bei den Drei-Kreise-Übungen ist es die Melodie „Tiefe Nacht", und beim Praktizieren des Kranichspieles schließlich erfreut mich die Weise „Am Strand landet die Wildgans". Musik vermag die Wirkung des Übens in erheblichem Maße zu steigern; dabei handelt es sich um eine einfache Funktion von Bewusstsein und Erinnerung im Zusammenhang körperlicher Bewegung. Weitaus komplizierter stellen sich diese Vorgänge dar, wenn beispielsweise ein Chemiker im Traum das Periodensystem der chemischen Elemente entwirft, ein Mathematiker träumend ein im Wachzustand scheinbar unlösbares Problem bewältigt, oder einem berühmten General im Traume von einem Fremden Belehrung über eine außergewöhnliche Faustkampfmethode zuteil wird, die er dann nach dem Erwachen in Form eines Übungshandbuches niederschreibt. In all diesen Fällen ist es so, dass eine schwierige Auseinandersetzung mit einem Problem im Gehirn Signale zurücklässt, die sich im idealen Zustand der Klarheit, d. h. wenn die Großhirnrinde in größtmöglichem Maße befreit ist von Störungen durch innere bzw. äußere Signale, auf geordnete und bestmögliche Weise miteinander „kurzschließen", was zu den geschilderten Ergebnissen führt. Ein mit der Aufzucht von Weizen beschäftigter Botaniker wird im Traum allenfalls eine bessere Weizensorte erschaffen, kaum aber ein Lied komponieren, da die in seinem Gehirn gespeicherten Signale sich eben auf dieses spezielle Problem des Weizens beziehen. Geistige Aktivität, als eine Form anstrengender Arbeit, ist durch folgende Besonderheit gekennzeichnet: sie kommt nicht etwa mit dem Ertönen der Feierabendglocke zu einem Ende, sondern setzt sich vielmehr entsprechend der „Trägheit" der gerade vonstatten gehenden Gedankenbewegung fort. Der Denkprozess wird auch durch den Schlaf nicht unterbrochen, sondern vollzieht sich nun in einem spezifischen Zustand. Jemand, der keine Begeisterung für die Kampfkünste hegt und auch keinerlei den Glauben an eine „außergewöhnliche Überlieferung" betreffenden Signale gespeichert hat, wird schwerlich im Traum eine neue Faustkampfmethode erfinden oder solch einer Belehrung teilhaftig werden. Eine einfache Formulierung hat dieses Prinzip ja in den Redensarten „Träume kommen aus dem Geist", und „Womit man sich des Tags beschäftigt, kehrt in den Träumen wieder", gefunden. Jedes Phänomen basiert auf einer Ursache; eine Wirkung ohne entsprechende Ursache ist nichtexistent. Werden nun komplexe, eng miteinander verbundene und gegenseitig sich beeinflussende physiologische, pathologische, geistige und soziale Phänomene, wird eine unter der Kontrolle des Bewusstseins praktizierte Methode als „spontan" bezeichnet und entsprechend interpretiert, so zieht dies sowohl in Bezug auf das Verständnis als auch die Übungspraxis die bereits geschilderten Konsequenzen nach sich. Die negativen, ja sogar schädlichen Folgen sind in der Gegenwart allenthalben zu beobachten, so dass diesem Problem besondere Beachtung zu schenken als durchaus notwendig erscheint.

Meine Ansichten zur Funktion des Bewusstseins im Zusammenhang mit den „Spontanmethoden" habe ich 1962 in dem Kapitel „Die freie Form des Spiels der 5 Tiere" folgendermaßen dargelegt: „Bei der freien Übungsform des Spiels der 5 Tiere, die auf den Grundlagenübungen und den Standardformen basiert, kommt die Qìgōng-Methode des *guānxiǎng* 觀想 zur Anwendung, und zwar nachdem das innere Qì (*nèiqì* 内氣) aktiviert worden ist. *Guān* 觀 bedeutet, etwas mit den Augen sehen (d.h. Dinge betrachten). Im täglichen Leben ist es ja nicht so, dass die von uns optisch wahrgenommenen Dinge vollständig verschwunden sind, nachdem wir den Blick nicht mehr auf sie richten; vielmehr hinterlassen sie im Gehirn einen Eindruck, der um so stärker ist, je häufiger wir etwas angeschaut haben. Erinnerung, um die es sich hier handelt, sind die Eindrücke (oder Spiegelungen), die nach der Abbildung (Widerspiegelung) von Dingen der Außenwelt im Gehirn zurückbleiben, was in der Neurophysiologie als „Erinnerungsspur" (*hénjì* 痕跡) oder „Brandmal" (*làoyìn* 烙印) bezeichnet wird. *Xiǎng* 想 ist im Sinne von „ins Gedächtnis zurückrufen", sich erinnern zu verstehen, d.h. die im Gehirn gespeicherten Eindrücke treten durch diesen Prozess des „Zurückrufens" erneut in Erscheinung. Solche Eindrücke von Dingen können auf vielfältige Weise entstehen. Bezüglich des Spiels der 5 Tiere kann man beispielsweise durch das Anschauen eines Bären in natura einen Eindruck von seiner Gestalt bekommen, der dann im Gedächtnis gespeichert wird; auch Bilder, Fernsehen oder Film, schriftliche oder mündliche Beschreibungen vermögen solche Eindrücke zu hinterlassen, die dann durch den Prozess des Sich-Erinnerns erneut ins Gedächtnis gerufen werden können. Als eine spezielle, auch in der Kampfkunst angewendete Methode praktiziert, spricht man von Visualisation, deren Grundlage die konkreten (objektiv vorhandenen) Dinge bilden. Will man nun im Spiel der 5 Tiere Gestalt und Wesen des Bären oder Tigers lebendig-kraftvoll als eine Einheit von „Geist" und Form darstellen, so ist es nicht allein erforderlich, dass die Grundlagenübungen und Grundformen beherrscht werden, sondern man muss auch vielfältige Eindrücke von Gestalt, Wesen und Gewohnheiten der 5 Tiere sammeln, und diese allmählich zu vertiefen suchen. Als der berühmte Maler Qí Báishí 齊白石 (1863-1957) einst gefragt wurde, warum die von ihm gemalte (buddhistische Gottheit) Guānyīn 觀音 so wunderschön und würdevoll sei, antwortete er: „Der Bodhisattva ist in meinem Herzen" (was soviel heißt wie: zuerst habe ich ein bestimmtes Konzept, eine genau Vorstellung, nach der ich dann male). Auch der klassische Maler Zhèng Bǎnqiáo 鄭板橋 (1693-1765) hatte den Bambus im Geist bereits vollendet, bevor er ihn auf Papier brachte; gleiches gilt für die Pferde von Xú Bēihóng 徐悲鴻 (1894-1953) und

die Fische des Wú Zuòrén 吳作人. Bei einem Schauspieler verhält es sich ebenso, man denke z.B. an den großen Pekingopern-Darsteller Méi Lánfāng 梅蘭芳, bei dem jede Bewegung – das Setzen des Fußes, das Winken der Hand, der Blick – gekonntes Schauspiel und deshalb so faszinierend war. Hier herrscht Vollkommenheit in der Bühnendarstellung, dort wirkt das gemalte Bild naturgetreu und lebensecht. Lǐ Wànchūns 李萬春 Spiel des Affen brachte ihm im Volksmund den Namen „schöner Affenkönig" ein, wobei die reine Imitation eines Affen wohl kaum als ästhetisch schön gegolten hätte. Vielmehr kommt es darauf an, das Erhabene des Affenkönigs, des „großen, dem Himmel ebenbürtigen Weisen", mit dem Wesen und der Art des Affen zu verbinden: erst eine solche Darstellung ist sehenswert und verdient, als Kunst bezeichnet zu werden. An diesen Beispielen wird deutlich, dass große Maler der Vergangenheit und Gegenwart in ihren Werken sich von einer reinen Nachahmung der äußeren Form befreien, und so Lebendigkeit und Ausdrucksfülle erreichen; der Schauspieler bewegt sich im Rahmen der bestehenden Regeln, geht zugleich aber auch über sie hinaus und schafft sich so einen Raum, in dem er gleichsam frei walten kann, ohne dabei freilich die Regeln zu missachten. Übertragen auf die Übung des Spiels der 5 Tiere bedeutet dies, dass man Freiheit und Vollkommenheit in der Darstellung der Gestalt und des Wesens der Tiere dann erreichen kann, wenn „sie in meinem Geist sind". Notwendige Voraussetzung ist jedoch, dass man eine Vorstellung und ein Verständnis von Gestalt und Wesen, von Bewegungen und Gewohnheiten der Tiere hat; von überaus großer Wichtigkeit ist darüber hinaus ein strenges Training der Grundlagenübungen und Grundformen."[4]
Das hier Gesagte sollte die wichtige Funktion der Vorstellungskraft (des Bewusstseins) in der Qìgōng-Übungspraxis deutlich gemacht haben; die Vorstellungskraft wiederum basiert auf dem objektiv Vorhandenen.

4 Jiao Guorui, *Hua Tuo Wuqinxi (Hua Tuos Spiel der 5 Tiere)*, Akademie für TCM der Provinz Hebei, 1962.

KAPITEL 7

Zur Erklärung des Begriffs *qìgōng yòufā shùnshì suíkòng yùndòng* 氣功誘發順勢隨控運動

Die *qìgōng yòufā shùnshì suíkòng* 氣功誘發順勢隨控-Bewegung wird vereinfachend auch als „*qìgōng-yòufā*-Bewegung" oder auch als „*yòufā*-Methode" bezeichnet. Daneben spricht man von dieser Methode auch als „Äußerer Bewegung" (*wàidòng* 外動), „Manifestierter Bewegung" (*xiǎndòng* 顯動), „Hervorgerufener Bewegung" (*yǐndòng* 引動), „Spontaner Bewegung" (*zìfādòng* 自發動) oder Methode der Spontanbewegung (*zìfāgōng* 自發功) und „Ruhe-Bewegungs-Methode" (*jìngdònggōng* 靜動功). „Äußere" und „Innere Bewegung" (*nèidòng* 內動), „Manifestierte" und „Latente Bewegung" (d. h. zum einen die äußerlich in Erscheinung tretende und zum anderen die im Inneren latent vorhandene Bewegung), „Spontane" und „Willkürliche (absichtsvolle) Bewegung" (*yǒuyìdòng* 有意動) stellen jeweils gegensätzliche Begriffspaare dar; die Bezeichnung „Ruhe-Bewegungs-Methode" verweist darauf, dass die Bewegung aus der Ruhe entsteht, „Hervorgerufene Bewegung" besagt, dass die Bewegung durch die Vorstellung (*yìniàn* 意念) herbeigeführt wird, und der Begriff „*yòufāgōng* 誘發功" sagt aus, dass die Bewegung durch bestimmte Ursachen induziert wird.

Als durchaus lohnend erscheint eine Diskussion darüber, welche Bezeichnung sich letztlich am besten für diese Methode eignet. Der Autor neigt dazu, sie *yòufāgōng* (oder *yòufā*-Bewegung) zu nennen, wobei er zu einem früheren Zeitpunkt auch den Begriff „Ruhe-Bewegungs-Methode" verwendet hat. „Methode der hervorgerufenen Bewegung" (*yǐndònggōng* 引動功) ähnelt seinem Bedeutungsgehalt nach dem *yòufāgōng*, doch vermag vielleicht die vollständige Bezeichnung als *qìgōng yòufā shùnshì suíkòng yùndòng* 氣功誘發順勢隨控運動 oder als „Ruhe-Bewegungs-Methode" die Praxis dieser Übungsmethode noch besser widerzuspiegeln. Im folgenden sei dies kurz erläutert.

Der Terminus *yòufā* 誘發 verweist darauf, dass diese Art von Bewegung durch ganz bestimmte Ursachen induziert (herbeigeführt) wird, wobei als grundlegende Ursache die Vorstellungskraft (*yìniàn*, oder Bewusstsein, *yìshí* 意識) zu gelten hat. Das Herbeiführen lässt sich in ein passives (*bèidòng yòufā* 被動誘發) und ein aktives (*zhǔdòng yòufā* 主動誘發) unterscheiden.

Zu ersterem gehören z. B. die vom Übungsleiter bezüglich dieser Methode gegebenen Erläuterungen und Hinweise. Aktives Herbeiführen basiert auf intensivem Einfluss des Bewusstseins z. B. in Form der festen Überzeugung des Übenden, dass „äußere Bewegung eine zwangsläufige Gesetzmäßigkeit“ darstellt und „Bewegung sämtliche Krankheiten zu vertreiben vermag“. Bezüglich der *yòufā*-Bewegung kann zwischen äußeren und inneren Ursachen differenziert werden. Äußere Ursachen sind: Darstellung und Erläuterungen des Übungsleiters, Vorführungen, Aussagen von Übenden, Berichte in Fernsehen und Zeitschriften, mündliche Unterweisung, Austausch bei Diskussionen, die Übungsumgebung usw. Innere Ursachen können sein: die Überzeugung des Übenden, dass Bewegung unvermeidlich auftritt, physiologische und pathologische Befindlichkeiten, Charakter, nervliche Grundbefindlichkeit u. a. Für den Übenden der Gegenwart stellt die wesentliche innere Ursache die Überzeugung vom notwendigen Auftreten der Bewegung dar. Als sich vor einigen Jahrhunderten oder sogar noch früher zum ersten Mal das Phänomen der äußeren Bewegung zeigte, bildeten physiologische und pathologische Gegebenheiten, der geistige Zustand und die nervliche Grundbefindlichkeit des Betreffenden die wesentliche innere, Bewegung auslösende Ursache. „Die äußere Ursache ist Voraussetzung, die innere Ursache die Grundlage der Bewegung; vermittels der inneren vermag die äußere Ursache eine Wirkung hervorzurufen.“ Fehlt diese innere Ursache als Grundlage, so vermag eine wie auch immer geartete äußere Ursache nur schwerlich Wirkung zu zeitigen. Für die „Spontanbewegung“ bedeutet das: Hat jemand die feste Absicht, keine Bewegung entstehen zu lassen, so werden auch dahingehende Äußerungen des Lehrers, dass „ganz bestimmt spontane Bewegungen auftreten“, diese nicht herbeiführen; vielmehr wird der Betreffende unbewegt und fest stehen wie eine Kiefer oder der Berg Tàishān 泰山. Hierin ist begründet, warum bei einigen Menschen sehr leicht, bei anderen dagegen nur schwer Bewegung auftritt. Bei manchen Menschen reichen sogar einige wenige Sätze, um große Bewegungen auszulösen (so geschehen im Jahr 1959 bei der all-chinesischen Konferenz zum Erfahrungsaustausch über Qìgōng 氣功, wo sich bei einigen Sanatoriumsärztinnen, kaum dass der Autor seine Ausführungen zu Ende gebracht hatte, bereits Bewegungen einstellten). Daneben gibt es Fälle, bei denen sich, obgleich sich bei dem Übungsleiter bereits starke Abnutzungserscheinungen der Sprechwerkzeuge zeigen und auch schon jahrelang Übungen praktiziert wurden, keinerlei Bewegung einstellt. Ganz allgemein kann für diese Methode festgestellt werden, dass sich bei Frauen, psychisch leicht erregbaren Personen und künstlerisch veranlagten Menschen verhältnismäßig leicht Bewegung zeigt. Die genannten Faktoren bilden eine innere Grundlage, auf der sich bei dem diese Methode Praktizierenden sogenannte „*yòufā*-Bewegungen“ einstellen. Der Aspekt des *yòufā* stellt jedoch nicht den einzigen dar; damit eine äußere Bewegung herbeigeführt werden kann, bedarf es eines geeigneten Objekts und einer entsprechenden *yòufā*-Grundlage.

Shùnshì 順勢 bedeutet, in den (äußeren) Bewegungen des Körpers den inneren Kraft- und Bewegungstendenzen von Qì 氣, *xuè* 血 („Blut“) und Wahrem Qì (*zhēnqì* 真氣) zu folgen. Nachdem eine *yòufā*-Bewegung aufgetreten ist (ganz gleich, an welchem Körperteil dies geschieht), sei es z. B., dass sich der Daumen langsam nach oben biegt, wird diese Bewegung zugleich eine Reihe von Reizen, dieser Bewegungstendenz zu folgen, auslösen. Diese Reizquelle ruft subjektive Empfindungen hervor und initiiert eine Folge von den Bewegungsimpulsen entsprechenden, einer bestimmten Entwicklungslinie folgenden Bewegungen. Der Leser mag dies selbst einmal ausprobieren: Den Daumen ganz langsam in Richtung des Handrückens heben und im Zustand der Ruhe einmal versuchen wahrzunehmen, welche Empfindungen diese Bewegung hervorruft. Der ganze Körper sollte bis auf den zu bewegenden Daumen völlig entspannt sein; weitere Anforderungen oder Einschränkungen gibt es nicht. Das stete Heben des Daumens führt nun dazu, dass andere Teile des Körpers, angefangen bei den übrigen Fingern und dem Handgelenk, dann auf den Unterarm und schließlich den ganzen Körper übergehend, ganzheitlich koordinierte Bewegungen ausführen. Erst wenn sich eine Bewegung in dieser Weise auf den ganzen Körper überträgt, handelt es sich um eine natürliche „ganzheitliche Bewegung“ (*zhěngtǐ dòng* 整體動). Tatsächlich stellt ja das Sprechen eine solche ganzheitliche Bewegung dar, bei der u. a. Mundhöhle, Mund, Wangen, Kehlkopf und Rachen, Hals, Atmung, Thorax und Bauchmuskeln zu angemessenen, der Tendenz (des Sprechens) entsprechenden Bewegungen angeregt werden. Auch diese Erfahrung lässt sich leicht nachvollziehen. Das Öffnen des Mundes stellt die Initialbewegung und zugleich den wesentlichen Aspekt der Bewegung dar. Der durch sie hervorgerufene Reiz führt zu einer spezifisch gerichteten Bewegungstendenz, die sich als eine der Initialbewegung innewohnende Kraft verstehen lässt. Die betreffenden Muskelgruppen werden entsprechend der Tendenz der Hauptbewegung (des Mundöffnens) der Reihe nach aktiviert. Die von ihr ausgehenden peripheren Signale werden ununterbrochen an das Zentralnervensystem übermittelt, von wo sie geordnet wieder zur

Peripherie ausgesandt werden. Die Rückkopplungssignale leiten wiederum die entsprechenden nachfolgenden Bewegungen ein. Dass diese überaus koordiniert ablaufen, ist der Funktion des Reflexkoordinationssystems des menschlichen Nervensystems zuzuschreiben. Diese Form der Bewegung, die einer spezifischen Tendenz folgt bzw. entspricht, stellt eine Besonderheit der *yòufāgōng*-Methode dar, die allein zu einer Charakterisierung jedoch nicht ausreicht. Das alleinige und übertriebene Herausstellen dieses Aspektes führt zu Missdeutungen, wie es ja bezüglich der geradezu mystifizierten „Spontanbewegungen" geschehen ist.

Suíkòng 随控 bezeichnet den Sachverhalt, dass in dem Zustand, bei dem sich den inneren Tendenzen entsprechende und diesen folgende Bewegungen einstellen, eine angemessene Kontrolle durch das Bewusstsein ausgeübt wird. Findet eine übermäßige Kontrolle statt, so entspricht die Übung eher den Methoden mit festgelegten Bewegungsfolgen, ist aber kein *yòufāgōng*. Betont man andererseits ausschließlich die Aspekte des Induzierens von Bewegung und des Folgens, so führt dies notwendigerweise zum Verlust einer bewussten Kontrolle; es können Bewegungen auftreten, die in ihrer Unkontrolliertheit denen eines ungezügelten, nach Belieben galoppierenden Wildpferdes gleichen. Wird unter solchen Umständen darüber hinaus besonders hervorgehoben, dass die Bewegungen „spontan" und „keinerlei Kontrolle durch das Bewusstsein unterworfen" sind, so mag eine sich einstellende heftige und unaufhörliche Bewegung bei Menschen mit schwacher Konstitution zum Schock, bei Patienten mit schwerer Koronarsklerose, tendenziell perforierendem Magengeschwür, kritischem Bluthochdruck und bei Menschen nervösen Typs zu schwerwiegenden Folgen führen. Eine ausschließliche Betonung der „Spontaneität" unter Vernachlässigung der Leitfunktion des Bewusstseins führt auch zu einem Extrem in der Übungspraxis und versetzt den Übenden in einen Zustand völliger Passivität. In der Theorie mag ein solcher Standpunkt eine einseitige Betrachtungsweise und eine Mystifizierung des *yòufāgōng* zur Folge haben. Die herbeigeführten und den inneren Tendenzen folgenden äußeren Bewegungen lassen sich grob in drei Abschnitte und Übungsmethoden unterteilen:

> Der erste Abschnitt ist der des Folgens und Kontrollierens (*suíkòng*), wobei hier zwar das Folgen den wesentlichen Aspekt darstellt, zugleich aber auch eine Kontrolle (dies bezieht sich hier und im folgenden auf die durch das Bewusstsein ausgeübte Kontrolle) gegeben ist.

Der zweite Abschnitt ist der des Kontrollierens und Folgens (*kòngsuí* 控随): Hier bildet bei gleichzeitigem Folgen die Kontrolle den Hauptaspekt.

Im dritten Abschnitt besteht eine Einheit von Kontrolle und Folgen (*kòngsuí rúyī* 控随如一), in der eine noch engere Beziehung zwischen beiden Aspekten herrscht: „Folgen und dabei (die Kontrolle durch) das Bewusstsein nicht vernachlässigen, kontrollieren und zugleich dem Prinzip des Folgens nicht zuwiderhandeln."

Ausgesprochen einfach und nicht sonderlich geheimnisvoll ist es, eine äußere Bewegung herbeizuführen, zuweilen reichen hierzu schon einige wenige Sätze aus. Von uns wird eine derartige Methode freilich nicht angewendet, sondern wir ziehen die grundlegende Übungsmethodik der Inneren Übungen (*nèigōng* 内功) heran. Dem ersten Abschnitt des „Folgens und Kontrollierens" ist eine gewisse Passivität eigen. Aus dem Jahr 1958 gibt es den Fall eines Patienten, der diese Methode mit sehr gutem Erfolg als Therapie praktiziert hat. Der Patient äußerte jedoch, dass sich bei ihm in Ruhephasen augenblicklich das Bedürfnis nach Bewegung einstelle. Im Inneren sei eine Kraft vorhanden, die selbst im Büro, wenn er bei kurzen Denkpausen etwas zur Ruhe komme, das Bedürfnis nach Bewegung hervorrufe. Der gleiche Zustand stelle sich sogar während Arbeitsgesprächen ein. Es bedürfe einer großen Kraftanstrengung, diese Bewegungsimpulse unter Kontrolle zu halten, was zu einer Verspannung des ganzen Körpers führe. Erst nach der Bewegung stelle sich ein angenehmes Gefühl ein. Dies sei doch, so der Patient, ein Zustand übermäßiger Passivität. Wir bewerten diesen Zustand dahingehend, dass sich wohl eine „Regelhaftigkeit der Bewegungsimpulse" (im Sinne eines bedingten Reflexes) herausgebildet hat, die aber durch Passivität gekennzeichnet ist. So gilt es, sowohl den Bewegungsimpulsen zu folgen als auch eine Kontrolle auszuüben. Wenn sich eine bestimmte Form der Gesetzmäßigkeit entwickelt, sollte der Grad der Kontrolle durch das Bewusstsein angemessen intensiviert werden, um so zu dem Übungsabschnitt des „Kontrollierens und Folgens" überzuleiten. Dabei ist zu beachten, dass das Bewusstsein weder übermäßig stark noch zu hastig, sondern unbedingt schrittweise eingesetzt werden sollte. Die vom Bewusstsein ausgeübte Kontrolle darf der Tendenz, den Bewegungsimpulsen zu folgen, nicht zuwiderlaufen (Kontrolle, ohne sich dem Folgen zu widersetzen). Dieses Folgen kann sich in seiner Entwicklung jedoch nicht von der bewussten Kontrolle trennen, weshalb dieser Abschnitt ja als der des „Kontrollierens und Folgens" bezeichnet wird. Auf der nächsten

Stufe, derjenigen einer „Einheit von Kontrolle und Folgen“, hat sich der Übende völlig von seiner Passivität befreit und erreicht einen Zustand, in dem er sich bewegt, wenn er sich bewegen will, in Ruhe verweilt, wenn er in Ruhe verweilen will; entsteht Bewegung, so bewegt sich alles; tritt Ruhe ein, so kommt alles zur Ruhe. Bilden Kontrolle und Folgen eine Einheit, so wird das Üben zu einem uneingeschränkt aktiven, in dem Yīn 陰 und Yáng 陽 sich wechselseitig begründen und Ruhe und Bewegung gleichermaßen vorhanden sind.

Der gesamte Verlauf, von der hervorgerufenen zu einer den Tendenzen entsprechenden Bewegung und von dort zur Bewegung des Folgens und Kontrollierens (Folgen und Kontrollieren, Kontrollieren und Folgen, Einheit von Folgen und Kontrollieren), bedarf im Allgemeinen eines Übungszeitraumes von ein bis drei Monaten. Dass sich bei einigen Menschen dieser Prozess schneller, bei anderen langsamer vollzieht, wird von zahlreichen Faktoren bestimmt; blindes, übereiltes Streben gilt es zu vermeiden. Nach Ablauf dieses Zeitraumes wird man von dem Übenden sagen können, dass er die grundlegende Übungsmethodik des *yòufāgōng* in Ansätzen beherrscht und somit einen Zugang gefunden hat. Auf dieser Grundlage lässt sich die Übungspraxis natürlich weiter vertiefen (die Darstellung der konkreten Übungsmethodik ist jedoch nicht Gegenstand dieser Arbeit).

Es wird erkennbar, dass es sich bei dieser Methode um eine Reihe kontinuierlich fortlaufender Aktivitäten handelt – Hervorrufen, den Tendenzen nachgehen, Folgen und Kontrollieren, Kontrollieren und Folgen –, die sich zu einer Gesamtheit miteinander verbundener Bewegungen (*yòufā shùnshì suíkòng* 誘發順勢隨控) fügen. Wenn in diesem Zustand die von der äußeren Bewegung (der Gliedmaßen) ausgehenden, zentripetalen Impulse (Signale) zu einem Reizvorgang in den entsprechenden Bereichen der Großhirnrinde führen, bei dem sie sich mit physiologischen oder pathologischen Reizarten der betreffenden Körperregionen (innere Organe oder Rumpf) „koppeln“, so werden zentrifugale Impulse erzeugt, die am Krankheitsherd ganz unterschiedliche Qì-Empfindungen, z.B. in Form von „Qì-Massage“ oder Gefühlen, wie „das Qì gelangt zum Krankheitsort“, „es fließt entlang der Leitbahnen“, hervorrufen. Kommt es zu einer Verbindung dieser Koppelung mit der äußeren Bewegung, können sich dem Krankheitszustand entsprechende Phänomene zeigen, beispielsweise Akupunkturmassage entlang der Leitbahnen, Massage der Verbindungspunkte zwischen inneren Organen und Körperoberfläche, Akupressur bestimmter Punkte mit entsprechenden Hand- und Körperhaltungen und auch ganzheitliche Entspannung genau jenes Bereiches, in dem der Krankheitsherd lokalisiert ist. Derartige Phänomene können bei Patienten, die über keinerlei Wissen bezüglich der TCM verfügen, aber auch bei jugendlichen Patienten auftreten, so dass man hierbei durchaus von objektiven Phänomenen zu sprechen hat. Ihre Manifestation ist keineswegs geheimnisvoll, sondern basiert vielmehr auf dem physiologisch-pathologischen Zustand des Übenden zum Zeitpunkt der Übung (alte, rezessive, latente Zustände, einschließlich des psychischen Zustandes), auf der charakterlichen und nervlichen Grundbefindlichkeit und auf weiteren funktionalen Zuständen seines Organismus. Diese bilden die inneren Faktoren, auf der die ausgelösten Veränderungen beruhen bzw. stellen die Ursache für die Induktion derartiger Veränderungen dar. Die sich manifestierenden Veränderungen sind also nichts anderes als das durch diese Ursachen herbeigeführte Resultat. Es handelt sich dabei um die Beziehung von Ursache und Wirkung, wie sie für die Phänomene der sogenannten „induzierten Bewegung" gilt. Die Veränderungen vollziehen sich auf der Basis bestimmter Prinzipien höherer Nervenaktivität wie Reiz – Inhibition, Diffusion – Konzentration, Analyse – Synthese, temporäre Koppelung und schließlich Verknüpfung usw.; zudem gründen sie auf den Wirkungen der Durchlässigkeit der Leitbahnen, der Harmonisierung von Qì/*xuè* und der „Qì-Transformation", wie sie die Leitbahnentheorie der TCM darstellt.

Basierend auf seinen langjährigen Übungserfahrungen hat der Autor die wichtigsten Aspekte dieser Methode folgendermaßen zusammengefasst:

Das Nähren des Wahren Qì bildet die Grundlage des *yòufāgōng*.
Das Qì in das *dāntián* 丹田 absenken, es kultivieren und zum Ursprung zurückführen.
Ruhe, Entspannung, Bewegung und Folgen, den Tendenzen entsprechend entsteht Bewegung.
Yīn und Yáng begründen einander, so entstehen Ruhe und Bewegung.
Folgen und auch Kontrollieren, jedoch in der Kontrolle nicht dem Folgen zuwiderlaufen.
Kontrollieren und Folgen, das Folgen entzieht sich jedoch nicht (der Kontrolle) des Bewusstseins.

Harmonisch geschieht das Leiten des Qì, stetig ist der Atem.

Der Körper wird gestreckt und erlangt Weichheit; langsam und stabil, rund und geschmeidig sind die Bewegungen.

Will man sich bewegen, so entsteht Bewegung; will man zur Ruhe zurückkehren, so tritt Ruhe ein.

Das Bewusstsein entsteht aus der Form, der Körper folgt den Bewegungen der Vorstellungskraft;

Geist und Vorstellung sind der Herrscher, in der Bewegung folgt der Körper ihren Befehlen.

Bilden Bewegung und Kontrolle eine Einheit, so erlangt man Vollkommenheit; gelassen und frei von Begehren, erhält man sich das Wahre Qì (*zhēnqì* 真氣).

Körper und Geist sind gleichermaßen gesund: Dies bedeutet die Kultivierung der Lebenskraft.

Zusammenfassung

1. In einem besonderen Zustand kann sich am menschlichen Körper eine besondere Form der Bewegung zeigen. Die sogenannte „Spontanbewegung“ stellt ein solches, objektiv vorhandenes Phänomen dar.

2. Die „Spontanbewegung“ unterscheidet sich von allgemeinen Formen der Bewegung; sie ist eine spezifische, im Qìgōng 氣功-Übungszustand auftretende Bewegung.

3. Eine korrekte Anwendung dieser Methode zeitigt positive Effekte bei der Therapie von Erkrankungen und der Vorsorge; falsche Übungspraxis kann zu negativen Wirkungen führen, somit gilt es also bei der Verbreitung dieser Methode Vorsicht walten zu lassen.

4. Die Qìgōng-Methode der „Spontanbewegung“ blickt auf eine weit zurückreichende Entwicklungsgeschichte zurück, kann somit nicht als eine Neuschöpfung der Gegenwart gelten.

5. Bei der sog. „Spontanbewegung“ wird die Bewegung durch Sprache und Vorstellungskraft induziert (*yòufā* 誘發), es handelt sich also weniger um spontane, als vielmehr induzierte Bewegung. Im Wesentlichen handelt es sich bei dieser Methode darum, im Qìgōng-Übungszustand den Tendenzen der induzierten Bewegung zu folgen, und bei diesem Folgen auch Kontrolle auszuüben, so dass also dem Bewusstsein des Übenden eine leitend-führende Funktion zukommt.

6. Der Begriff „Spontanbewegung“ vermag das Wesen dieser Methode nicht widerzuspiegeln. Eine übermäßige Betonung des „Spontanen“ leistet nicht nur Extremen in der Übungspraxis Vorschub, was negative Wirkungen zur Folge haben kann, sondern führt auch in der Theorie zu einseitigen, mystifizierenden und agnostizistischen Betrachtungsweisen. Die Theorie der Methode der Spontanbewegung, der spontanen Kampfkunst und des spontanen Spiels der 5 Tiere basiert nicht auf der Widerspiegelungstheorie; Mystifizierung und Übertreibungen im Zusammenhang mit der Spontanbewegung resultieren in Fehlentwicklungen in der Übungspraxis, die es zu vermeiden gilt; darüber hinaus üben sie einen schädlichen Einfluss auf das allgemeine Verständnis bezüglich dieser Methode aus.

7. Die positiven Wirkungen des Qìgōng im Rahmen der Therapie und der Gesundheitsvorsorge sind unbestreitbar, was eine entsprechende Würdigung und Anerkennung erfahren sollte. Es gilt, störende Einwirkungen (in Form von unwissenschaftlichen, z.B. religiös gefärbten Auffassungen) zu beseitigen und die Verbreitung des Qìgōng auf der Grundlage einer strengen Wissenschaftlichkeit zu betreiben, wobei Popularisierung und Verbesserung Hand in Hand gehen müssen, um so eine positive Weiterentwicklung des Qìgōng im Dienste der Gesundheit des Menschen zu ermöglichen.

Glossar

bèidòng yòufā 被動誘發	passives *yòufā*	57
Běijīng 北京	Hauptstadt der Volksrepublik China	9
chán 禪	in China entstandene Form des Buddhismus; japanisch: Zen	19, 19[4]
cùn 寸	Proportionalzoll, Körpermaß	30
dàcháng 大腸	Hohl-Funktionskreis Dickdarm	35[12]
dǎn 膽	Hohl-Funktionskreis Gallenblase	35[12]
dāntián 丹田	Elixierfeld, Zinnoberfeld	30, 63
dànzhōng 膻中	„Vorhof der Brust", Akupunkturpunkt auf der „Aufnehmenden Leitbahn" *rènmài* 任脈 (*rènmài* 17)	31
dǎoyǐn 導引	führen und leiten	32, 35
Dūnhuáng 敦煌	buddhistische Höhlentempel, in denen wichtige alte Schriften gefunden wurden	17[1]
Éméi 峨眉	Berg im Südwesten Chinas	30
fèi 肺	Speicher-Funktionskreis Lunge	19[5], 35[12]
fēicháng tài 非常態	außergewöhnlicher/besonderer Zustand	12[1]
fēicháng yùndòng 非常運動	außergewöhnliche Bewegung	12[1]
fēicháng zhuàngtài 非常狀態	außergewöhnlicher/besonderer Zustand	12[1]
fēngjìn 瘋勁	„Kräfte des Wahnsinns"	13
fǔ 腑	Hohl-Funktionskreise	35
gān 肝	Speicher-Funktionskreis Leber	19[5], 35[12]
guān 觀	mit den Augen sehen, Dinge betrachten	55

Guǎng'ānmén 廣安門	Krankenhaus in Běijīng	34
guānxiǎng 觀想	betrachten und ins Gedächtnis zurückrufen	55
Guānyīn 觀音	buddhistische Gottheit	55
guǐmén shísān zhēn 鬼門十三針	Nadelung der 13 Dämonenpforten	13
Hàn 漢	Dynastie, 206 v. Chr. – 220 n. Chr.	14, 17[1]
hénjì 痕跡	Spuren	50
hénjì 痕跡	Erinnerungsspur	55
Hèxiángzhuāng zhuānjí 鶴翔莊專集	*Aufsatzsammlung über das Kranich-Qìgōng*	36
Hú Yàozhēn 胡耀貞	1897 – 1973; Arzt für TCM, Lehrer von Jiāo Guóruì	10, 25, 25[12], 26, 28, 33, 34, 36, 33[9]
huìyīn 會陰	„Zusammenkunft des Yīn“, Akupunkturpunkt auf der „Aufnehmenden Leitbahn“ *rènmài* 任脈 (*rènmài* 1)	31
jì 記	Einprägung, Aufzeichnung	51
Jiǎng Jūnyì 蔣君毅	Neffe von Jiǎng Wéiqiáo	23
Jiǎng Wéiqiáo 蔣維喬	1872 – 1958; Gelehrter und Qìgōng-Meister; Beiname: Yīnshìzi 因是子 (Meister Yīnshì)	10, 21, 23, 30, 31, 36, 52
jìngdònggōng 靜動功	Übung in-Ruhe-und-Bewegung	10, 36, 57
jìngzuò fǎ 靜坐法	Methode des Sitzens in Ruhe	36
jìyì 記憶	Gedächtnis	50
kòngsuí rúyī 控隨如一	Einheit von Kontrolle und Folgen	61

kòngsuí 控隨	kontrollieren und folgen	61
làoyìn 烙印	Brandmal	55
Lǐ Guǎng 李廣	gest. 119 v. Chr.; General aus der Hàn-Zeit	14, 14[5]
Lǐ Wànchūn 李萬春	1911 – 1985; berühmter Opernschauspieler	56
língnéng 靈能	spirituelle Fähigkeiten	20
língzǐ shù 靈子術	Methode der spirituellen Kraft	20, 21[7]
língzǐ 靈子	spirituelle Kraft	20, 21, 21[7]
Lóngmén 龍門	Lóngmén-Höhlen	17[1]
Lǚ Bùwéi 呂不韋	gest. 235 v. Chr.; Autor des *Lǚshì chūnqiū*	18
Lú Huáidào 盧懷道		22
Lǚshì chūnqiū 呂氏春秋	Frühling und Herbst des Lǚ Bùwéi	18
Méi Lánfāng 梅蘭芳	1894 – 1961; berühmter Darstel- ler der Peking-Oper	56
Mògāo 莫高	Grotten bei Dūnhuáng	17[1]
nèidòng 內動	innere Bewegung	18, 57
nèigōng 內功	innere Übungen	24, 61
nèiqì 內氣	inneres Qì	55
pángguāng 膀胱	Hohl-Funktionskreis Blase	35[12]
pí 脾	Speicher-Funktionskreis Milz	19[5], 35[12]
piānchā 偏差	Abweichung; unerwünschte Wirkung	32
Qì 氣		passim
Qí Báishí 齊白石	1863 – 1957; berühmter Maler, besonders für kleine Tiere	55

Qiānjīn fāng 千金方	*Rezepte, die tausend Goldstücke wert sind*	13, 19[6]
Qìgōng 氣功		passim
qìgōng dǎoyǐn 氣功導引	Qìgōng-Methode des Leitens und Führens	32
Qìgōng de miàoyòng 氣功的妙用	*Die wunderbaren Wirkungen des Qìgōng*	32[5], 36, 37[2, 3], 38[5], 40[1, 3], 45[1]
Qìgōng Yǎngshēng 氣功養生		7
qìgōng yòufā 氣功誘發	Qìgōng der induzierten Bewegung	8, 57
qìgōng yòufā shùnshì suíkòng yùndòng 氣功誘發順勢隨控運動	induzierte Qìgōng-Bewegung, bei der sowohl inneren Tendenzen gefolgt, als auch bewusste Kontrolle ausgeübt wird	10, 57
qìhǎi 氣海	„Meer des Qì“, Akupunkturpunkt auf der „Aufnehmenden Leitbahn“ *rènmài* 任脈 (*rènmài* 6)	19
qínná 擒拿	wörtlich „ergreifen“, eine Technik der Shàolín 少林- Kampfkunst	24
Qiūcí 龜茲	*Phantasiestücke aus Qiūcí* (Kucha), Tanzdrama der Táng 唐-Zeit (618 – 907)	17, 17[1]
rú fēng sì bì 如封似閉	wie verschlossen und versiegelt, Position aus dem *tàijí quán*	24
sānjiāo 三焦	Hohl-Funktionskreis Drei-Erwärmer	35[12]
Shànghǎi 上海	Regierungsunmittelbare Stadt am ostchinesischen Meer	30, 32
shèn 腎	Speicher-Funktionskreis Niere	19[5], 35[12]

Shǐjì 史記	*Aufzeichnungen der Historiographen*	14[5]
shùnshì 順勢	in der äußeren Bewegung inneren Kraft- und Bewegungs-tendenzen folgen	8, 59
suíkòng yùndòng 隨控運動	den inneren Tendenzen folgende Bewegungen, die gleichzeitig bewusst kontrolliert werden	8
suíkòng 隨控	folgen und kontrollieren	60
Sūn Sīmiǎo 孫思邈	581 – 682; berühmter Arzt, Autor des *Qiānjīn fāng*	13, 18, 19[6]
tàihé yuánqì 太和元氣	Ursprungs-Qì der Großen Harmonie	19
tàijí quán 太極拳	Tàijí-Faustkampf („Schattenboxen“)	24, 27, 43
tàilíng dào 太靈道	siehe *língzǐ shù*	20
Tàishān 泰山	einer der fünf heiligen Berge des Daoismus	58
Táng Yáo 唐堯	2333 – 2234 v. Chr.; der legendäre Herrscher Yáo	18[2]
Táng 唐	Dynastie (618 – 907)	13, 17, 17[1]
Táo Táng 陶唐	2333 – 2234 v. Chr.; der legendäre Herrscher Yáo	18[2], 18[3]
tuīná 推拿	Massagemethode des „Schiebens und Greifens“	24
wàidòng 外動	äußere Bewegung	18, 37, 57
wàidònggōng 外動功	Äußere-Bewegungs-Übung	10
Wáng Xiāngzhāi 王薌齋	1885 – 1963: Qìgōng-Meister, Lehrer von Jiāo Guóruì	29, 29[1]
wèi 胃	Hohl-Funktionskreis Magen	35[12]

wěilǘ 尾閭	Steißbeinende	23, 37
Wú Zuòrén 吳作人	1907 – 1997; Maler	56
Wǔdāng 武當	Wǔdāng[-Schule], benannt nach den daoistisch geprägten Wǔdāng-Bergen	24
Wǔsōng 武松	fiktive Figur aus einem berühmten Roman	23, 52, 53
xiǎndòng 顯動	manifestierte Bewegung	57
xiǎndònggōng 顯動功	Übung der sich (äußerlich) manifestierenden Bewegung	10
xiǎng 想	ins Gedächtnis zurückrufen	55
xiǎocháng 小腸	Hohl-Funktionskreis Dünndarm	35[12]
xīn 心	Herz, Geist, Speicher-Funktionskreis Herz	18, 19[5], 35[12], 48
Xíngyì 形意[-Schule]	„Schule der Form und Vorstellung“	29
Xīnjiāng 新疆	Provinz	17[1]
Xīyuàn 西苑	Krankenhaus in Běijīng	34
Xú Bēihóng 徐悲鴻	1895 – 1953; Maler, berühmt für galoppierende Pferde	56
xuè 血	„Blut“	35, 59, 63
Yáng 陽		34, 62, 63
yǎngshēng zhuāng 養生樁	Pfahl-Übungen zur Nährung der Lebenskraft	29
Yáo 堯	2333 – 2234 v. Chr., legendärer Herrscher	18
yì 意	Bewusstsein, Vorstellungskraft	48
yì 憶	sich erinnern	51

Yīn 陰		34, 62, 63
yǐndòng 引動	hervorgerufene Bewegung	57
yǐndònggōng 引動功	Methode der hervorgerufenen Bewegung	57
yǐndònggōng 引動功	Übung der hervorgerufenen Bewegung	10
yìniàn 意念	Vorstellung, Vorstellungskraft	45, 57
yìnxiàng 印象	Eindrücke	51
Yīnshì 因是	Beiname von Jiǎng Wéiqiáo	21, 30
yìshí 意識	Bewusstsein	57
yǒngquán 湧泉	„die emporsprudelnde Quelle“, Akupunkturpunkt auf der „Leitbahn der Steuerung“ *dūmài* 督脈 (*dūmài* 1)	19
yòufā yùndòng 誘發運動	induzierte Bewegung	42
yòufā 誘發	[durch bestimmte Ursachen] induziert und zum Ausdruck gebracht	9, 10, 17, 44, 53, 57, 58, 59, 65
yòufāgōng 誘發功	Methode der induzierten Bewegung	6, 7, 8, 10, 11, 17, 57, 60, 62, 63
yǒuyìdòng 有意動	willkürliche (absichtsvolle) Bewegung	57
Yúngāng 雲崗	Yúngāng-Höhlen	17[1]
zàixiàn 再現	Vergegenwärtigung	51
zàng 臟	Speicher-Funktionskreise	19, 35, 35[12]

Zhāng Sānfēng 張三丰	legendäre Heldenfigur, Daoist, als Begründer des *tàijí quán* 太極拳 verehrt	24, 25[10]
zhànzhuānggōng 站樁功	Stehen-wie-ein-Pfahl-Übung	36
Zhèng Bǎnqiáo 鄭板橋	1693 – 1765; Berühmter Kalligraph und Maler, besonders für Bambusmalerei	55
zhěngtǐ dòng 整體動	ganzheitliche Bewegung	59
zhēnqì 真氣	Wahres Qì	35, 37, 59, 64
Zhōngguó de hūxī xí jìng yǎngshēngfǎ 中國的呼吸習靜養生法	„Die chinesische Methode der Atmung und Ruhe zur Nährung der Lebenskraft“	10
Zhōu Qiánchuān 周潛川	Qìgōng-Meister der Éméi-Schule, Lehrer von Jiāo Guóruì	30, 32, 32[4]
Zhōu 周-Dynastie	1045? v. Chr. – 256 n. Chr.	17[1]
Zhū Zhōngqǐ 朱中起		21
zhuāng xíng yǎn xiàng 裝形演象	Nachahmung der äußeren Erscheinung und Darstellung der Gestalt	51
zhǔdòng yòufā 主動誘發	aktives *yòufā*	57
zìfā wǔqínxì 自發五禽戲	spontanes Spiel der 5 Tiere	8, 10
zìfā wǔshù 自發武術	spontane Kampfkunst	8, 10
zìfā 自發	spontan	8[1], 9, 10, 36
zìfādòng 自發動	spontane Bewegung	57
zìfāgōng 自發功	Methode der Spontanbewegung	6, 8, 11, 13-15, 29, 32-40, 43, 45, 57
zǒuhuǒ 走火	Irrweg	30

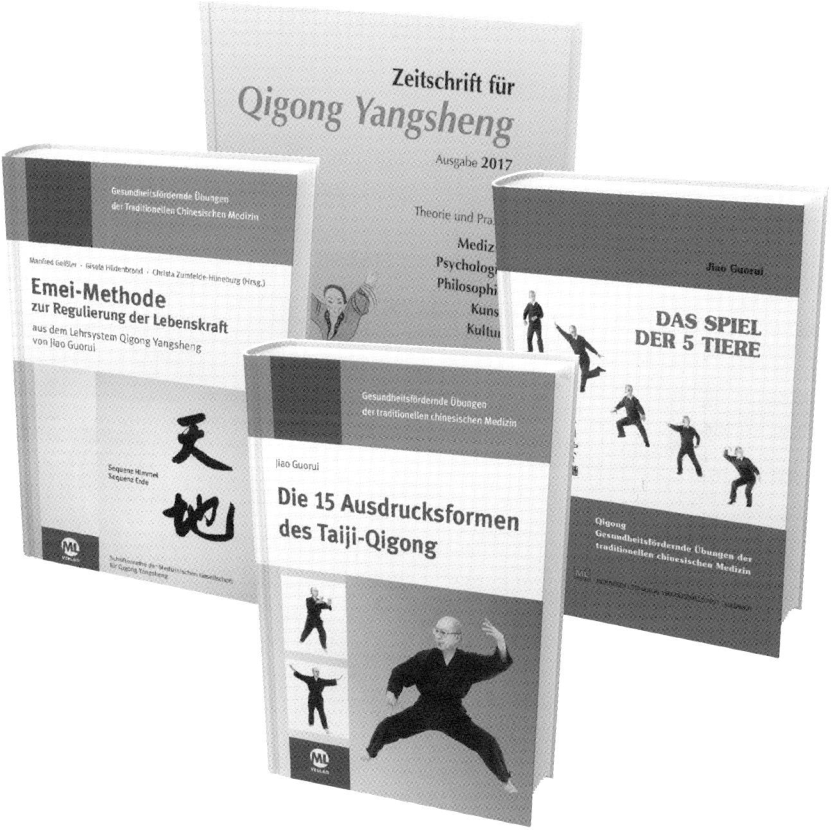